최고의
성형은
다이어트다

최고의 성형은 다이어트다

초판 1쇄 발행 2018년 4월 13일
2쇄 발행 2019년 7월 30일

지은이 이종인
펴낸이 장길수
펴낸곳 지식과감성#
출판등록 제2012-000081호

디자인 이현
편집 이다래, 최예슬
교정 이주영
미개팅 고은빛

주소 서울시 금천구 가산동 벚꽃로298 대륭포스트타워6차 1212호
전화 070-4651-3730~4
팩스 070-4325-7006
이메일 ksbookup@naver.com
홈페이지 www.knsbookup.com

ISBN 979-11-6275-099-5(13510)
값 12,000원

ⓒ 이종인 2018 Printed in Korea

잘못된 책은 구입하신 곳에서 바꾸어 드립니다.
이 책의 전부 또는 일부 내용을 재사용하려면 사전에 저작권자와 펴낸곳의 동의를 받아야 합니다.

이 도서의 국립중앙도서관 출판예정도서목록(CIP)은 서지정보유통지원시스템
홈페이지(http://seoji.nl.go.kr)와 국가자료공동목록시스템(http://www.nl.go.kr/kolisnet)에서
이용하실 수 있습니다. (CIP제어번호 : CIP2018011033)

홈페이지 바로가기

이종인 지음

최고의 성형은
면역디톡스
다이어트다

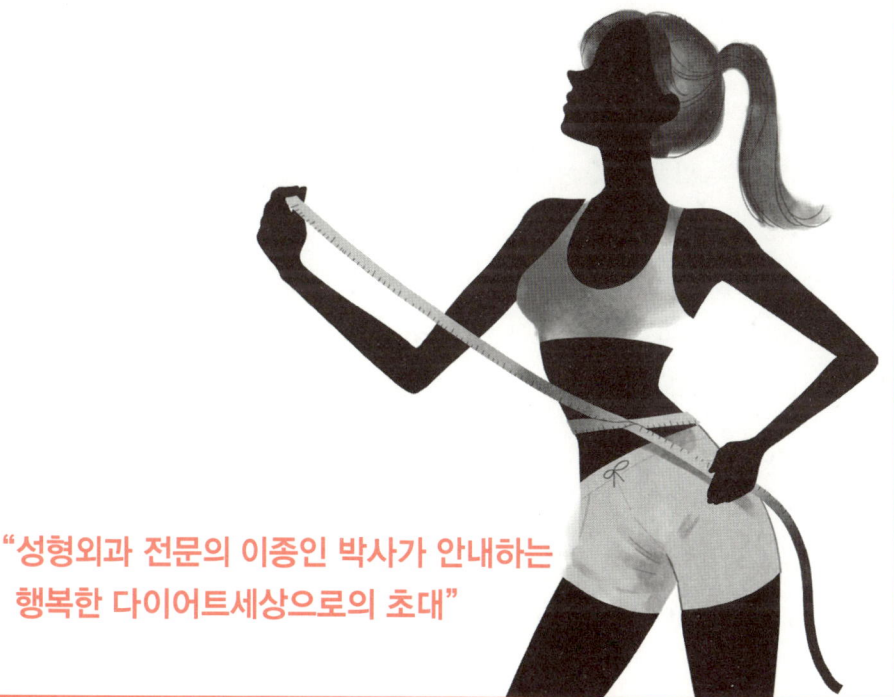

"성형외과 전문의 이종인 박사가 안내하는
행복한 다이어트세상으로의 초대"

지식과감성

모든 사람이 건강하고
멋진 몸매를 가지길 바라며

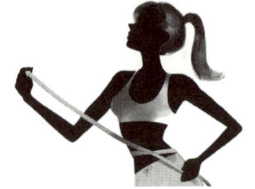

성형 열풍 못지않게 다이어트 광풍이 전국을 휩쓸고 있다. 그만큼 살찐 사람들이 많고, 살을 빼기 위해서 노력하고 있다는 방증일 것이다. 그러나 비만을 유발하는 해로운 먹거리와 오염된 환경 속에서 평생 살찌지 않고 건강하게 살아가기는 결코 쉽지 않다. 나쁜 식습관과 생활습관까지 더해진다면 건강한 삶은 더욱 먼 이야기다.

나의 현재 몸 상태는 그동안 무엇을 먹고 어떻게 살아왔는지를 고스란히 나타내 주는 결과물이다. 다이어트는 그동안 잘못된 식습관과 생활습관으로 만들어진 나의 몸을 바꾸기 위해 건강하고 올바른 식생활 습관을 만들어 나가는 과정이다. 좋은 식생활 습관을 몸에 익힌다면 평생 건강하고 날씬하게 살 수 있다.

다이어트는 자신과의 고독하고 힘겨운 싸움이다. 그러나 노력하면 얼마든지 가능하다. 그 과정은 그리 녹록하지 않지만 성공한 자들이 받는 보상은 상상 이상이다.

물론, 넘쳐나는 다이어트 방법의 홍수 속에 올바르고 제대로 된 다이어트 방법을 선택하는 것도 그리 쉬운 일이 아니다. 안타깝게도 주변에 잘못된 다이어트 방법으로 시간, 돈, 건강을 잃어버리는 사람들이 많다.

나는 25년 가까이 비만 클리닉을 운영해 온 성형외과 의사다. 그동안 각종 시술과 지방흡입 수술을 해 왔지만 다이어트에 대해서는 관심도 없었고 무지했다. 하지만 내가 비만이 되자 상황은 달라졌다. 나는 여러 가지 다이어트 방법 중 면역 다이어트를 시작했고, 놀라운 결과를 체험했다. 원래의 내 몸을 되찾는 것에 만족하지 않고 내 나이 만 57세에 '초콜릿 복근 만들기'에 도전도 해 보았다. 그리고 나뿐만 아니라 많은 사람이 면역 다이어트를 경험하면 좋겠다는 생각을 했다.

4년이라는 길지 않은 기간 동안 면역 다이어트를 직접 체험하고 공부하고, 더욱 효율적이고 바람직한 프로그램을 만들기 위해 연구하면서 수많은 사람에게 안내하고 코치를 했다. '면역 다이어트'를 통해 그들의 삶이 달라지고, 행복해하는 것을 보았다. 세상에서 가장 안전하고, 부작용 없는 가장 확실한 성형은 '면역 다이어트'라고 감히 말한다. 나는 이제 클리닉을 찾는 환자들에게 각종 시술이나 지방흡입 수술 대신 '면역 다이어트'를 먼저 권한다.

다이어트를 처음 시작하려는 사람들, 많은 다이어트를 시도했지만 실패한 사람들, 건강한 다이어트를 원하고 찾고 있는 사람들, 다이어트에 대해 불신과 회의감을 가지고 있는 사람들에게 좋은 길라잡이가 되길 바라며 이 책을 쓰게 되었다. 모든 사람이 건강하고 멋진 몸매를 가지는 행복한 세상을 꿈꾸며 나는 계속해서 노력할 것이다.

2018년 1월 진료실에서
이종인

CONTENTS

모든 사람이 건강하고 멋진 몸매를 가지길 바라며   4

1장
최고의 성형은 다이어트다
: 다이어트, 그 이상의 가치

비만은 남의 이야기?	12
면역 다이어트와 사랑에 빠지다	14
57세에 도전한 초콜릿 복근 만들기	16
최고의 성형은 면역 다이어트다	20

2장
실패하는 데는 이유가 있다
: 매번 실패하는 나만 모르는 사실

내 몸은 아프다	24
내 몸은 저주받은 몸? 유전일까 환경일까	30
고장 난 체중 조절 시스템	38
내 탓 VS 뇌 탓	45
다이어트, 하면 할수록 살찌는 몸으로 변한다	50
배고픈 다이어트는 백전백패	54
칼로리 계산은 시간 낭비다	58

3장
비만 클리닉에 가면 모든 게 해결될까?
: 시술과 수술에 대한 환상을 버려라

비만 클리닉은 만능열쇠가 아니다   64
식욕 억제제는 도움이 되는 걸까?   67
지방분해 주사의 허와 실   72
지방흡입 수술은 요술지팡이?   76

4장
운동으로 살 뺀다고?
: 운동은 조연일 뿐이다

운동만으로 살 뺄 생각은 버려라   84
부위별 살 빼주는 운동은 없다   91
근육만 키우면 요요는 안녕?   97
그래도 운동은 해야 한다   103

5장
먹는 것이 모든 것이다
: 먹는 것에 모든 답이 있다

맛있는 음식은 유죄?   110
탄수화물, 달콤함 뒤의 함정   114
지방도 지방 나름이다   125
단백질, 더 먹어야한다   133
식이섬유, 가벼이 보지 마라   139

6장
더 이상 실패는 없다
: 성공은 작은 것으로부터 시작된다

나에겐 절실한 이유가 있는가?	146
감량 목표를 정확히 설정하라	150
다이어트 성공 기준부터 바꿔라	153
다이어트 훼방꾼, 스트레스를 날려 버려라	158
잘 자야 잘 빠진다	164
잘 먹어야 빠진다	168
물 먹는 습관이 성공 다이어트로 이끈다	175
정체기를 잘 넘겨라	182
부족한 영양소를 채워라	187
다이어트 일기를 써라	192
생활 속 틈새 운동을 활용하라	196
평생 지녀야 할 건강한 식습관을 길러라	199

7장
왜, 면역 다이어트여야 하나?
: 2% 부족함을 면역으로 완성한다

면역으로 완성되는 내 생애 마지막 다이어트	208
비만도 전염된다. 내 몸속에도 비만 바이러스가?	212
비만 바이러스와 만성염증 해결사, 트랜스퍼 팩터	216
성공하는 다이어트, IDA에는 성공전략이 있다	222
다이어트, 그 이상의 가치	230
면역 다이어트 프로그램 단계별 가이드	233

1장

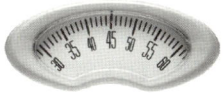

최고의 성형은 다이어트다
: 다이어트, 그 이상의 가치

비만은 남의 이야기?

　　나는 성형외과 전문의다. 여성의 아름다움을 만들어 주는 미용성형 클리닉, 비만체형 클리닉을 25년 가까이 운영해 온 현직 개업의로서 수많은 환자를 만났다. 대한민국은 성형 열풍 못지않게 다이어트 광풍도 시간이 지날수록 더욱 거세게 번져 나가고 있다. 그동안 나는 일반 미용성형은 물론이고, 메조테라피나 지방흡입 수술을 주로 하는 비만체형 성형을 해 왔다. 그렇기 때문에 상대적으로 다이어트에는 그다지 관심도 없었고, 일부 비전문가들의 전유물 정도로만 인식을 해 왔다.

　　나는 작은 키에 비교적 마른 몸을 가졌다. 총각 때부터 결혼 10년 차인 40대 초반까지는 항상 52kg의 몸무게에 허리는 28인치를 유지했다. 빠져도 500g, 쪄도 500g이었다. 나는 평생 52kg이 나의 체중이라고 생각했다. 특별히 음식 조절을 하거나 다이어트에 관심조차 가져 본 적도 없었다. 매일 아침에 출근하기 전 운동을 하고 진료실로 향하는 것이 나의 취미이자 즐거움이었다. 처음엔 탁구를 하다 테니스로 바꾸었고, 이어 골프에 빠졌다가 8년 전부터는 배드민턴에 푹 빠져 살아 왔다. 이렇게 열심히 운동을 하는데도 몸무게가 야금야금 올라가기 시작하더니 67kg이 되고, 허리 사이즈는 35인치로 늘어났다. 외모는 이상하게 변해 가고 식사를 조금만 해도 숨쉬기도 답답하고 몸이 무거웠다. 정기 건강검진에서 고혈압과 비알코올성 지방간이라는 진단을 받았다.

이대로 더 이상 방치해서는 안 되겠다는 생각이 들었다. 무언가 조치를 취해야 했다. 내가 늘 해 오던 시술과 지방흡입 수술은 피하지방을 제거해 몸의 라인을 잡아 주는 정도의 보조적인 방법이지 건강 문제를 전혀 해결해 주지도 못할 뿐만 아니라 몸 전체를 날씬하고 아름답게 바꾸는 데는 한계가 있다. 사실 수술대에 누울 용기도 나지 않았다. 수술의 고통과 위험부담에 대한 대가가 나의 기대치와는 한참 멀다는 사실을 너무 잘 알고 있기 때문이다. 그동안 관심조차 없었던 다이어트가 갑자기 눈에 들어오기 시작했다. 그러던 중 면역 다이어트를 만나게 되었다.

면역 다이어트와
사랑에 빠지다

　트랜스퍼 팩터 면역제품과 건기식품을 이용한 '면역 다이어트'와의 만남은 처음엔 '호기심 반, 회의 반'이었다. 이렇게 시작한 다이어트는 일주일 만에 6kg을 감량, 이주일 만에 추가로 2kg을 부작용 없이 건강하게 감량하여 67kg에서 59kg이 되었다. 허리 사이즈는 35인치에서 32인치로 줄어들었다. 그리고 4년 가까이 잘 유지하고 있다. 고혈압도 정상으로 돌아왔고, 지방간도 모두 사라졌다. 이상하게 변해 가던 얼굴 모양과 신체가 몰라보게 달라져 있었다. 몸이 정말 가볍고 컨디션도 최상이었다. 놀라웠다. 이렇게 단시간 내에 부작용 없이 건강하게 살을 뺄 수 있다니! 다이어트에 대한 편견과 무지가 여지없이 무너졌다. 아무리 전신지방흡입과 전신성형을 한들 이렇게 놀라운 결과를 얻을 수는 없다. 어떤 다이어트와도 절대 비교 불가한 '면역 다이어트'의 매력에 푹 빠져 다이어트에 대해 공부와 연구를 계속해 왔다.

4년 동안 많은 사람에게 면역 다이어트를 소개하고 코치를 했다. 그리고 놀라운 결과들을 수없이 경험하고, 관찰하며 보람을 느꼈다. 면역 다이어트는 단순히 체중 감량에만 초점을 맞춘 것이 아니라, 해독과 면역의 밸런스를 맞추어 부작용과 요요가 없는 건강한 다이어트다. 그동안 전국에서 1만 5천 명 이상이 면역 다이어트를 경험했다. 대부분이 만족스러운 결과를 얻었고, 놀라운 체험사례들이 쏟아져 나오고 있다. '면역 다이어트 아카데미(IDA: Immuno-diet Academy)'가 전국에서 시행되고 있으며 빠른 속도로 퍼져 나가고 있다.

다이어트는 외롭고 힘든 자기와의 싸움이다. 하지만 면역 다이어트 아카데미를 통해 힘들지 않고 즐겁게 다이어트를 할 수 있다. 지금도 좀 더 쉽고, 편하게 할 수 있는 효율적인 다이어트 프로그램을 만들기 위해 계속해서 연구하고 노력하고 있다.

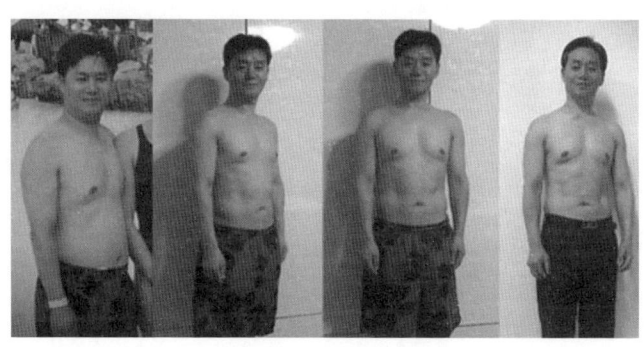

67Kg
허리 35인치

59Kg(2주 만에 8Kg감량)
허리 32인치

60Kg
허리 32인치
4년째 유지 중

57세에 도전한
초콜릿 복근 만들기

 남자나 여자나 멋진 몸매의 끝판은 역시 '식스팩(초콜릿 복근)'이다. 모양에 따라 남성은 '王' 자로, 여성은 '川' 자로 불리는 잘 다듬어진 복근은 건강과 섹시함의 대명사고, 부러움의 대상이다. 그런데 식스팩은 일부 연예인이나 전문 운동선수 같은 사람들의 전유물처럼 여겨지고 있다. 그만큼 만들기가 어렵고 힘이 들기 때문이다.

 십여 년 전에 지방흡입 수술을 통한 남자들의 식스팩 성형술이 유행하다 사그라진 적이 있다. 남자들의 열망을 부채질하는 일부 성형외과의 대대적인 광고에 편승한 복근성형 열풍이 정규 뉴스에서조차 보도가 될 정도였다. 복근성형은 복부에 '王' 자 모양으로 디자인한 다음 지방흡입 수술로 복부 피하지방을 제거해 마치 식스팩처럼 보이도록 하는 일종의 눈속임이다.

 실제 수개월 전에 어떤 TV 프로그램에서 한 남성의 복근성형술 전 과정을 다큐멘터리 형식으로 방송하는 것을 우연히 보게 되었다. 그 프로그램은 수술이 끝난 뒤 가짜 초콜릿 복근을 보며 만족한 듯 환하게 웃는 남성의 모습으로 끝을 내고 있었다. 얼마나 식스팩을 가지고 싶었으면 그럴까 하는 생각이 들어 이해가 가면서도 씁쓸한 느낌을 지울 수 없었다.

나이가 더 들기 전에 나도 한번 식스팩에 도전해 보고 싶은 생각이 들었다. 새로운 목표였지만 결코 쉽지 않은 도전이었다. 하지만 '굳이 그 힘든 걸 해야만 하나?'라는 생각에 고민이 되기도 하였다. '과연 내가 성공할 수 있을까?', '하다가 중도에 포기라도 하면 무슨 망신일까!'라는 걱정도 들었지만 용기를 내서 한번 도전해 보기로 했다. 전문 운동트레이너와 상담을 하면서 2개월 안에 복근을 만들어 줄 수 있는지 물었다. 그는 "나이도 있으니 석 달 정도로 기간을 잡고, 잘만 따라와 준다면 충분하다"고 용기를 주었다. 이렇게 해서 고된 3개월간 '초콜릿 복근 만들기' 여정이 시작되었다.

지금껏 살아오면서 한 번도 헬스클럽에 가서 운동을 해 본 적이 없었다. 매일 아침 배드민턴장에 가서 운동하던 것을 잠시 미루고 헬스장으로 출근을 했다. 한 시간은 근력 운동, 한 시간은 유산소 운동을 했다. 사실 힘들고 재미없는 시간의 연속이었다. '나이 57세에 무슨 복근을 만들겠다고 이렇게 힘들게 운동을 해야 하나!'라는 생각이 자꾸 드는 것은 어쩔 수 없었다. 포기하고 싶은 생각이 들 때마다 핸드폰에 저장해 둔 개인적으로 좋아하는 연예인의 멋진 복근 사진을 꺼내 보며 새롭게 의지를 불태웠다.

주위 지인들의 반응은 참 다양했다. '대단하다. 멋진 복근 만들면 꼭 보여 달라'며 격려와 응원을 하는 사람들도 일부 있었지만 부정적이고 걱정하는 반응도 많았다. '그 나이에 복근 만들어서 뭐하겠다고 그런 힘든 일을 하느냐!'부터 '나이가 들면 뱃살도 좀 있고, 조금 통통해야 보기도 좋다', '작은 얼굴이 더 작아져서 불쌍해 보인다'는 등의 이야기를 들으면서 포기하고 싶은 생각도 여러 번 들었다. 하지만 그동안의 노력이 아까워서라도 중도에 그만둘 수가 없었다. 앞으로 생길 멋진 복근을 상상하며 나태해지는 자신을 추스르며 도전을 이어나갔다.

상하체 큰 근육과는 달리 복근은 작은 근육이라 운동한다고 쉽게 만들어지는 근육이 아니다. 혹독한 식이요법을 통해 체지방을 걷어내야 비로소 보인다. 헬스클럽에서 아침 운동 외에 평소에 생활습관이 돼 있던 '계단 오르기'와 '진료 중간 스트레칭', '가능한 한 많이 걷기'도 열심히 실천했다. 나의 클리닉은 7층에 있다. 자동차를 지하 4층에 대고 7층까지 올라다닌다. 내 집은 27층인데 엘리베이터를 타고 17층에 내려서 27층까지 10층을 걸어 올라간다. 그리고 양질의 '면역단백질 셰이크'와 종합비타민제 등 건강기능 식품을 함께 먹으며 채소 위주의 식단으로 체지방을 줄여 나갔다. 중간에 트레이너의 조언대로 포만감을 위해 채소에 닭 가슴살을 추가하고, 간식으로 삶은 달걀흰자를 먹었다.

처음 면역 다이어트를 시작할 때 67kg에서 59kg으로, 허리 사이즈는 35인치에서 32인치로 줄어든 몸무게를 3년 6개월 정도 잘 유지해 왔다. 복근 만들기 시작할 때의 몸무게는 59.8kg, 허리 사이즈는 32인치, 체지방률은 21%였다. 3개월간의 각고의 노력 끝에 몸무게는 52.1kg, 허리 사이즈는 28인치, 체지방률은 12.4%로 변해 있었다. 체지방률을 10% 이하로 줄이는 것을 목표로 한 터라 트레이너는 조금 더 해 보자고 권유하였지만 더 이상은 무리였고 3개월간이라는 기간도 다 지나 마무리를 하고 싶었다.

  드디어 고되고 힘든 3개월이 지나고 평생 처음이자 마지막이 될 복근 인증샷을 찍었다. 마침표를 찍는 순간이 그저 감사하고 감격스러웠다. 프로필 사진을 받고 보니 좀 아쉬웠다. 생각보다 복근이 예쁘게 나오지 않아 좀 실망스러웠다. 선천적으로 복근이 잘 나뉘어 있지 않고 붙어 있는 상태라 식스팩(six pack)이 아니라 포팩(four pack)이었다. 그래도 포기하지 않고 끝까지 잘 마무리했다는 뿌듯한 마음과, 몸과 마음이 더욱 건강해지고 맑아지는 느낌만으로도 충분히 위안이 되었다. 트레이너는 이 정도도 대단하다며 진심으로 축하와 위로를 해 주었다. '복근 만들기 도전'은 앞으로 내게 소중한 경험과 지식이 될 것이다.

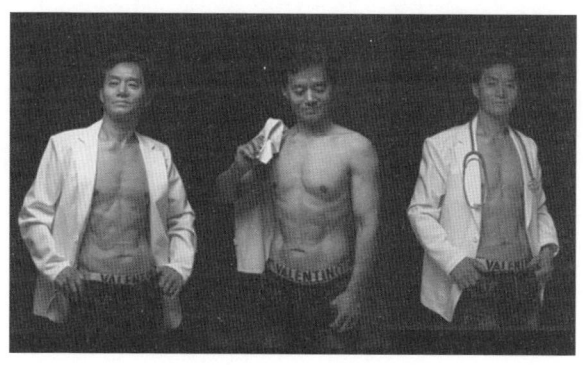

최고의 성형은
면역 다이어트다

안타깝게도 우리는 알게 모르게 외모 편견이 만연한 세상에서 살아가고 있다. 그 사람만의 내면적 매력이나 아름다움 이전에 이미 외모로 그 사람의 모든 것이 판단된다. "살찐 사람들은 게으르고, 둔하고, 자기 관리도 못 하는 사람"이라는 오해와 편견, 차별이 깊이 똬리를 틀고 있는 세상이나. 한 설문조사에서 전체 응답자 중 62.1%가 '외모로 인해 차별이나 부당한 대우를 경험한 적이 있다'고 답했다. 뚱뚱한 사람은 취업률, 승진율, 심지어는 급여도 낮다는 통계도 있다.

외모를 가꾸고 노력하는 건 다른 사람을 위해서가 아니다. 바로 자신을 위해서다. 나의 진짜 모습과는 다른 이런 오해와 편견의 굴레에서 과감히 벗어나자. 누구에게나 날씬하고 예뻐질 권리가 있다. 날씬하고 예뻐지면 지금과는 비교도 안 되는 다른 세상이 열린다. 잃어버린 자긍심과 땅에 떨어진 자존감을 회복할 수 있고 더 사랑받고 더 행복해질 수 있다.

물론 외모가 전부는 아니다. 내면의 아름다움은 더욱 중요하고 가치가 있다. 하지만 외면적 아름다움도 무시할 수는 없다. 그렇다고 성형외과 의사로서 '외모지상주의'를 찬양하는 것도 아니고, 성형수술을 부추기는 것은 더더욱 아니다. 아무리 옷발, 화장발, 성형발로 포장해도 성공한 다이어트 결과를 따라갈 수 없다. 세상에서 가장 확실하고, 가장 안전한 성형은 '다이어트'다. 물론 이 과정은 그렇게 녹록하지 않다. 하지만 제대로 된 다이어트 방법과 프로그램을 만난다면 그리 어려운 일도 아니다.

수많은 사람이 다이어트를 시도하고 있고, 시중엔 셀 수 없을 만큼 많은 다이어트 방법과 정보들이 난무하고 있다. 인터넷과 매스컴의 발달로 새로운 다이어트 트렌드가 쉽게 만들어지며, 카더라 통신에 의한 잘못된 방법들이 유행처럼 번지는 등 그 파급력은 실로 엄청나다. 특히 교묘하고 얄팍한 상술로 위장한 그럴듯한 방법들은 애꿎은 피해자들만 양산하고 있다. 정보의 홍수 속에서 올바르고 제대로 된 다이어트 방법을 선택하는 일은 갈수록 더욱 어려워지고 있다.

이제 나는 지방흡입 수술을 하러 오는 환자들에게 '면역 다이어트'를 먼저 권한다. '면역성형 다이어트'는 부작용 없고, 요요 없는 가장 안전하고 확실한 성형이기 때문이다. 제대로 된 다이어트를 해서 성공하면 수천만 원 이상의 성형수술을 한 것만큼이나 외모가 달라질 수 있다. 단지 얼굴과 몸매뿐만 아니라 신체적, 정신적 건강도 찾을 수 있다. 성형외과에서 각종 시술과 성형수술을 한다 한들 다이어트처럼 군살 없이 매끈하고 건강한 몸매, 자연스러운 아름다움은 결코 얻을 수는 없다. 내가 변하면 세상이 달라진다. 건강하게 살부터 빼자.

2장

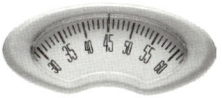

실패하는 데는
이유가 있다
: 매번 실패하는 나만 모르는 사실

내 몸은 아프다

비만은 치료받아야 할 만성염증성 질환이다

WHO 즉 세계보건기구는 2020년이 되면 전체 질환의 60%, 전체 사망원인의 73%가 비만이 될 것이라고 예상하고 있다. 비만은 단순히 미용상의 문제를 넘어, 건강을 위해 반드시 치료를 받아야 할 질환이라는 것이다. 체중이 20% 정도 증가하면 고혈압은 5.6배, 당뇨병은 3.8배, 고지혈증은 2.1배가량 발생빈도가 증가한다고 한다. 그 외에도 관상동맥질환, 관절염, 통증, 담석증, 호흡기계통 이상, 각종 암 증가 등 각종 대사성질환과 질병이 증가한다. 그렇다면 체중 증가와 각종 질병과는 무슨 관계가 있을까?

우리 몸에 지속해서 과도하게 들어오는 독소는 신체 각 부위에 쌓이게 되어 만성염증을 일으킨다. 독소는 체중 조절 시스템을 혼란에 빠트리고 정상적인 대사를 방해하여 비만을 일으킨다. 독소는 지방과 아주 친화적이라 지방세포엔 많은 독소가 쌓여 있다. 특히 내장지방은 만성 염증의 근원지로 건강의 적신호를 켜는 주범이다. 많은 내장지방으로 두둑하게 나오는 뱃살은 옷맵시를 망가트리는 것뿐 아니라 건강에 심각한 문제를 일으킨다. 내장지방에서 만들어진 수많은 염증성 화학물질은 온몸 구석구석까지 염증을 퍼트리는 골칫덩어리로 대사증후군을 부른다. 아래 5가지 건강지표는 정상수준으로 유지되도록 관심을 가질 필요가 있다.

관심 가져야 할 5가지 건강지표

혈압	120mmHg/80mmHg 이상적	적어도 130/85mmHg 이하로 유지하는 것이 좋다.
혈당(공복혈당)	100mg/dl 미만이 정상	100 이상인 경우는 당부하 검사 혹은 인슐린검사 시행하여 인슐린 저항성 여부를 확인하는 것이 좋다.
LDL 콜레스테롤	130mg/dl 미만이 정상	160 이상이면 전문의 상담 필요
HDL 콜레스테롤	남자 40mg/dl, 여자 50mg/dl 이상이 좋음	높을수록 동맥경화, 심혈관질환 위험이 감소
중성지방	150mg/dl 미만이 정상	이보다 높으면 전문의 상담 필요

hsCRP(high sensitivity C-Reactive Protein) 즉, 고감도 C-반응 단백이라는 간단한 혈액검사를 하면 나의 염증 수치가 어느 정도인지 쉽게 확인할 수 있다. 체중이 줄면 염증 수치도 줄어든다. 존스홉킨스 대학의 셀빈 박사는 '체중이 1kg씩 줄어들 때마다 CRP수치가 평균 0.13mg/L 감소한다'는 연구결과를 발표했다. 비만은 반드시 치료를 받아야 할 만성염증성 질환이다. 만성염증을 해결해야 살도 잘 빠지고 요요도 적다. 더 나아가 건강하게 살 수 있다.

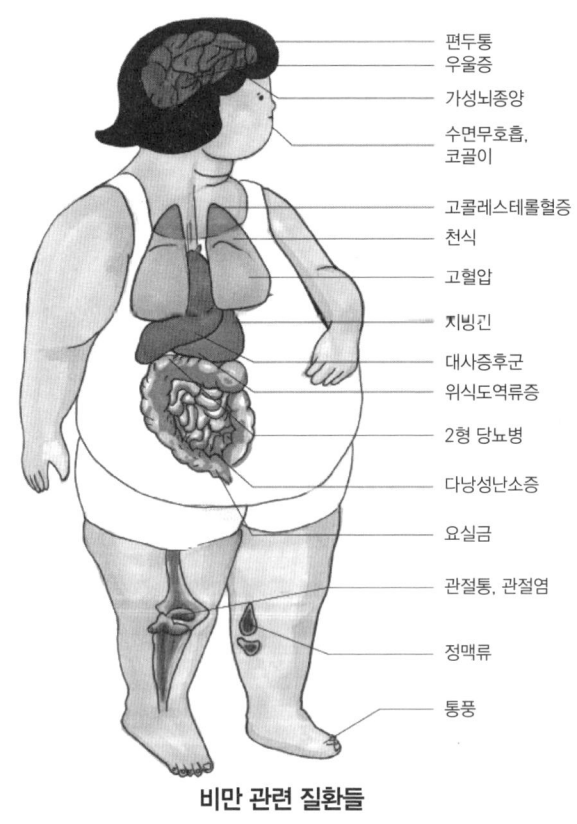

비만 관련 질환들

비만은 전염병?

성인뿐만 아니라 소아비만이 갈수록 증가해 사회 문제가 된 지 오래다. 비만은 개인적인 문제를 넘어 국가와 사회의 중요한 이슈가 되었다. WHO(세계보건기구)가 '비만은 가장 빨리 확산되는 전염병이다'라고 발표할 만큼 전 세계적으로 비만인구는 기하급수적으로 늘고 있다. 패스트푸드의 천국인 미국은 비만율이 가장 높은 나라다. 2011년 보고서에 따르면 미국 성인의 68%인 2억 1천만 명이 과체중이나 비만인 것으로 나타났다. 우리나라는 체질량 지수가 25 이상인 성인의 비만 유병률은 평균 33.2%다(2015년 질병관리본부 발표 자료). 10명 중 3명이 비만 환자라는 것이다. 연령별로는 40대가 가장 높다. 국민 건강보험공단은 2002년부터 2013년까지 10년 동안 고도 비만 환자가 약 4배가 늘어났다고 발표했다.

비만 인구가 기하급수적으로 늘어남에 따라 각종 대사성질환과 합병증이 증가되고 삶의 질이 저하되고 있다. 이로 인한 의료비용과 사회비용도 계속해서 증가하고 있다. 날로 더해지는 비만의 심각성에 비해, 비만을 효과적으로 치료하지 못하고 있는 실정이다. 세계 각국은 비만과의 전쟁을 벌이고 있다. 비만퇴치를 위해 덴마크는 2011년에 세계 최초로 비만세(fat tax: 패스트푸드나 설탕, 지방이 많이 함유하고 있는 식품에 물리는 세금)를 도입했고, 유럽과 미국에서도 잇따라 도입하고 있다. 전염병 이상으로 인류 건강에 심각한 영향을 미치는 비만 인구는 마른 들판의 불처럼 걷잡을 수 없이 늘어가고 있다. 외모상의 문제만이 아닌 치료가 꼭 필요한 만성염증성 질환인 비만에서 그 누구도 안전하지도 안심할 수도 없다.

나는 비만일까, 아닐까?

아름다움에 대한 기준은 단순히 얼굴에 국한된 것이 아니고 몸매까지 포함된다. 이 기준은 시대에 따라, 지역에 따라, 사회적 환경에 따라 다르다. 다산과 풍요로움에 대한 사회적 요구가 강한 고대에는 뚱뚱한 여성이 미인으로 인정받기도 했다. 요즘엔 날씬한 사람이 부러움과 동경의 대상이다. 현대에는 아름다운 몸매의 기준이 단순히 날씬한 몸매만이 아닌 건강적인 측면까지 함께 고려된다. 건강하지 못한 날씬한 몸매는 아름답다고 할 수 없다.

비만의 의학적 진단 기준

보통 3가지 방법으로 이뤄진다. 그중 가장 널리 사용되는 것은 체질량 지수다.

(1) 체질량 지수(BMI: body mass index)

- 몸무게(kg)를 키의 제곱(m²)으로 나눈 값
- 예를 들어 키가 165cm, 체중이 60kg이라면, 체질량지수는 $60 \div (1.65)^2 = 22.04$로 정상체중이다.

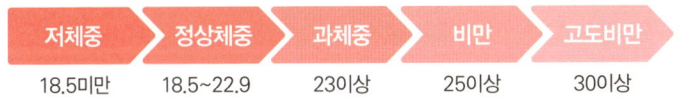

체질량지수(BMI)

저체중	정상체중	과체중	비만	고도비만
18.5미만	18.5~22.9	23이상	25이상	30이상

(2) 허리둘레

- 숨을 편안히 내쉰 상태에서 갈비뼈 가장 아랫부분과 골반의 가장 높은 부위(장골능)의 중간부위를 줄자로 측정한 값
- 남자 90cm(35.4인치) 이상, 여자 85cm(33.5인치) 이상이면 비만

(3) 체지방률

- 생체전기저항분석(bioelectrical impedance analysis)을 이용한 지방의 비율을 계산한 값
- 남자 25% 이상, 여자 30% 이상이면 비만

내 몸은 저주받은 몸?
유전일까 환경일까

살찌는 체질, 타고 난다

상담을 하다 보면 심심찮게 듣는 말이 있다. "난 물만 먹어도 살이 쪄 속상해 죽겠어요. 내 친구는 아무리 먹어도 살도 안 찌고 날씬한데 말이죠. 난 살찌는 저주받은 체질인가 봐요!" 충분히 이해가 간다. 물만 먹는데 살이 찌지는 않겠지만, 같은 양을 먹어도 살이 잘 찌는 사람이 있다. 정말 살찌는 체질은 타고나는 것일까?

비만은 과도한 칼로리 섭취와 신체 활동량의 감소 같은 환경적 요인과 유전적 요인이 복합적으로 상호 작용하여 나타나는 결과다. 요즘은 장내 세균의 세력구도가 비만에 확실한 영향을 준다고 밝혀져 많은 관심을 받고 있다. 비만은 개인의 생활습관이나 감수성, 성별이나 나이에 따라 다양하게 발생하기도 하고, 사회경제적 요인이나 지역, 인종 간의 차이에 따라서도 체중 변화에 영향을 미친다.

유전적 요인이 특수한 환경에서 체중 증가에 중요하게 상호 작용을 한다는 것이 많은 연구를 통해 밝혀졌다. 유전적인 요소가 비만을 결정 짓는 중요한 인자임에는 틀림없다. 같은 칼로리를 섭취해도 살이 잘 찌는 체질이 분명히 있다. 유전적 성향이 비만에 큰 영향을 미치는 것을 잘 보여주는 연구결과가 있다. 234쌍의 쌍생아를 43년간 추적 조사해 보니 성장환경은 달랐지만 체중 증가나 체질량 지수에서 상당한 유사성을 보였다. 1986년 스텅카드는 태어난 지 일 년 미만의 입양아 540명을 추적 조사한 연구에서 부모가 둘 다 정상 체중인 경우 자녀가 비만이 될 확률은 10%, 한쪽 부모가 비만일 경우에는 40%, 양쪽 부모가 비만인 경우 자녀가 비만이 될 확률은 70%로 높아진다고 발표했다.

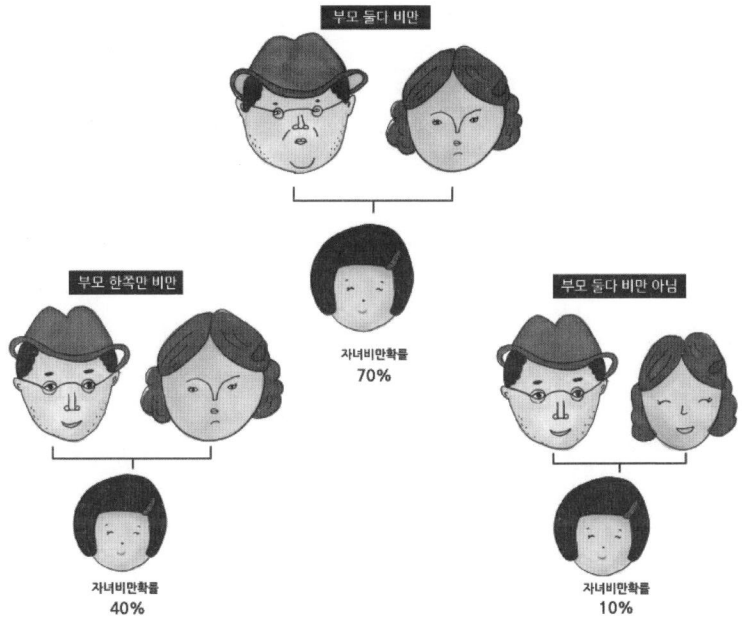

수많은 연구에서 비만의 원인으로 생각되는 다양한 비만 관련 유전자가 발견되었다. 최근에는 이런 비만 유전자에 대한 유전학적, 분자학적 기술이 발전하면서 비만의 원인과 관여하는 기전(mechanism)이 조금씩 밝혀지고 있다. 또한 몇몇 유전자 변이가 특수한 환경 요인에 노출되면서 비만의 위험인자로 작용한다는 것이 밝혀지기도 했다. 비만에 관여하는 유전자의 정체가 하나둘씩 베일이 벗겨지면서 유전자를 이용한 비만 치료에 많은 연구를 진행하고 있다. 앞으로 해결하고 넘어야 할 산이 많지만 언젠가는 유전적 치료를 통해 인간의 비만이 해결될 날이 올지도 모르겠다.

태생보다
환경이 더 중요하다

비만은 유전적 요인뿐만 아니라 환경적인 요인에도 많은 영향을 받는다. 비만 유전자를 가지고 태어났다 하더라도 누구나 뚱뚱해지는 것은 아니다. 식생활 습관병인 비만의 예방과 치료는 유전적인 요인보다 식생활 습관이 훨씬 중요하다.

미국 피마 인디언에 대한 연구는 이를 잘 보여주는 대표적인 예다. 피마 인디언은 가장 비만이 되기 쉬운 유전자를 가지고 있는 종족으로 알려져 있다. 같은 종족이지만 미국 애리조나 주에 살고 있는 이들과 멕시코 지역에 살고 있는 이들로 나뉜다. 과거 전통적 생활방식대로 살아온

멕시코 피마 인디언의 비만 인구는 6.5%에 불과한 데 비해 미국에 사는 피마 인디언들은 64%가 비만이다. 미국에 사는 피마 인디언들은 미국인들과 같은 고지방, 고칼로리 패스트푸드를 즐겨 먹는 식습관으로 인해 미국인 평균보다 비만 인구가 두 배나 많다.

요즘 많은 관심을 받는 새로운 학문인 후성유전학(Epigenetics)이 있다. 그 이론에 의하면 선천적으로 같은 유전자를 가지고 있더라도 후천적인 환경요인에 의해 개체의 유전 정보가 수정되고 변형된다고 한다. 비만 유전자 없이 태어났어도 뚱뚱해지는 음식을 먹고, 뚱뚱해지기 쉬운 환경에서 생활하면 후성 유전물질이 비만을 유도하는 쪽으로 변한다. 반면에 비만 유전자를 가지고 태어났어도 좋은 식생활습관을 가지면 비만 유전자가 발현이 되지 않고, 후성 유전물질이 좋은 방향으로 변해 비만으로 가지 않는다.

살이 잘 찌는 체질은 확실히 있다. 내가 비만 유전자를 가지고 태어났을 수도 있다. 하지만 그것은 그렇게 중요하지 않다. 비만은 좋은 식생활 습관을 만들고 지켜가는 노력에 따라 얼마든지 극복할 수 있기 때문이다. 비만 유전자를 물려주었다고 더 이상 부모 탓도 하지 말고, 저주받은 몸매를 주었다고 신을 원망하지도 말자. 이제부터라도 건강하고 올바른 식생활 습관을 만들어 가자. 그러면 평생 건강하고 멋진 몸매로 살 수 있다.

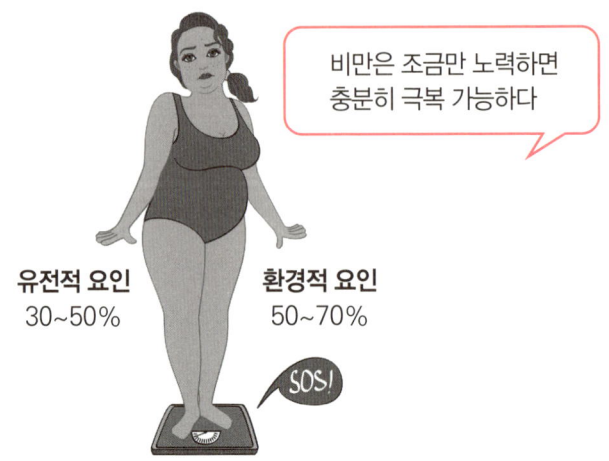

먹으니까 찌는 것이다

상담을 하다 보면 '물만 먹어도 살이 찐다'고 하소연하는 사람이 있다. 물만 먹는다고 살이 찔리는 없지만 조금만 먹어도 살이 잘 찐다는 것을 좀 과장을 해서 표현한 것이라는 것을 안다. 정말로 물만 먹는데도 살이 찐다면 그 사람은 건강상 문제가 있음이 분명하다. 자신은 운동을 싫어하고 운동을 하지 않기 때문에 살이 찐 것이라고 애써 항변하는 경우도 많다. 차라리 비만 유전자를 물려받아서 그렇다거나, 살찌는 체질을 타고나서 그렇다고 하는 편이 위안을 삼기 좋을지도 모르겠다. 주변의 날씬한 사람을 한번 유심히 관찰해 보라. 그들은 저절로 날씬하고 멋진 몸매를 선물로 받은 것이 아니다. 그들은 절제하고, 열심히 노력하고, 꾸준히 관리하기 때문이라는 것을 알게 될 것이다.

살찌는 원인이야 많지만, 가장 단순하고 명료한 이유는 많이 먹기 때문이다. 혹자는 이렇게 반문할지도 모르겠다. '난 그렇게 많이 먹지 않고 아주 적은 양을 먹는데 무슨 소리냐?'고. 물론 음식의 양도 문제지만 음식의 질이 더 문제다. 종일 소모한 칼로리보다 먹는 칼로리가 많으면 살이 찌게 되어 있고, 먹는 칼로리가 적으면 살은 빠지게 되어 있다. 먹는 것도 없는데 살이 찐다고 하는 사람에게 식사일지를 쓰게 하여 종일 먹은 것을 확인해 보면 아무 말도 못하고 머쓱해한다. 자신이 의식하지 못하는 사이에 생각보다 훨씬 많이 먹고 있거나, 양은 적지만 칼로리가 높은 음식을 먹기 때문에 자신은 적게 먹는다고 착각하고 있다는 것을 깨닫게 되기 때문이다. '지금의 내 몸은 내가 먹은 것의 결과다'는 말이 있다. 우리 몸은 생각 이상으로 정직하다.

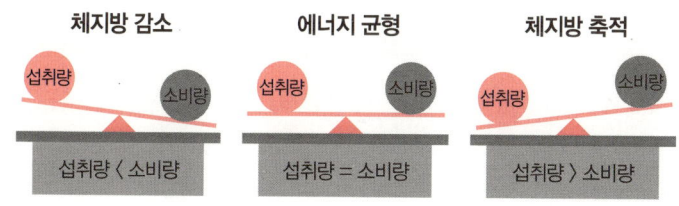

장(腸) 내 '비만세균'에 조종당하고 있다

제2의 뇌라고 불리며, 면역세포의 70%를 차지하는 장은 소화기능 외에 면역기능과, 대사기능에 영향을 주는 것으로 알려져 있다. 사람의 장

(腸)에는 약 500여 종이 넘는 100조 개 이상의 세균이 살고 있다. 이 세균들의 전체 무게는 약 1.5kg에 이른다. 장내 주도권을 유익균과 유해균 중 어느 쪽이 잡느냐에 따라 건강은 물론 비만과도 밀접한 관련이 있다는 사실이 밝혀졌다. 다시 말해 장내 세균의 구성비율이나 종류에 따라 살이 잘 찌는 체질과 안 찌는 체질로 바뀐다는 말이다.

"별로 많이 먹지도 않는데 자꾸 살이 쪄요." 살찐 사람들이 자주 하는 푸념 중 하나다. 그런데 이 말은 변명이 아닌 사실이라는 것이 밝혀졌다. 동물 및 사람에서 다양한 실험 및 연구가 시행되고 있고 이들의 결과는 장내 세균의 세력구도가 비만에 중요한 영향을 미친다는 사실을 보여 준다.

워싱턴대학교 제프리 고든박사 연구팀은 장내 세균 이식실험을 통해 '장내 세균 구성변화가 비만체질이 된다'라는 연구결과를 2013년 과학학술지 〈사이언스〉에 발표했다. 제왕절개로 태어난 무균 쥐에 비만인 사람과 날씬한 사람의 장내세균을 이식한 후 같은 사료를 주고 한 달간 관찰했다. 마른 사람의 장내세균을 이식받은 쥐는 변화가 없었으나, 비만인의 장내세균을 이식받은 쥐는 뚱뚱하게 변했다.

뚱뚱한 사람과 날씬한 사람의 장에는 서식하는 세균의 종류가 다르다. 의간균(Bacteroidetes)과 후벽균(Firmicutes)이 장내세균의 90% 이상을 차지한다. 유익균인 의간균이 우세하면 살이 빠지고, 유해균인 후벽균의 비율이 높으면 살이 찌고 다양한 병이 발생하게 된다. 의간균은 식이섬유를 먹이로 삼아 단쇄지방산을 만들어 지방축적을 억제하고, 소비를 촉진하여 비만을 방지한다. 후벽균은 신진대사를 방해하고, 과도한 소화촉진을 유도해 음식에서 더 많은 칼로리를 만들어 비만을 일으키는 '비만세균'이다.

장내 주도권을 두고 유익균과 유해균 사이에 치열한 세력다툼이 벌어지고 있다. 유익균이 많은 사람은 자연스럽게 유익균이 좋아하는 건강한 식품을 섭취하게 된다. 다시 말해 유익균은 자신이 좋아하는 건강에 좋은 음식을 숙주인 사람이 열심히 먹게 해 건강하게 만들어 장내를 장악하려고 한다. 반면에 비만균(유해균)이 득세하는 경우는 자신이 좋아하는 몸에 좋지 않은 음식을 사람이 먹게 해 장내 주도권을 빼앗기지 않으려고 한다. 살찐 사람이 기름지고 건강에 좋지 않은 가공식품이 자꾸 먹고 싶고 좋아하게 되는 것도 비만균에 의해 조종당하고 있기 때문이다. 비만에서 벗어나려면 장내 세균의 세력구도부터 바로잡아야 한다.

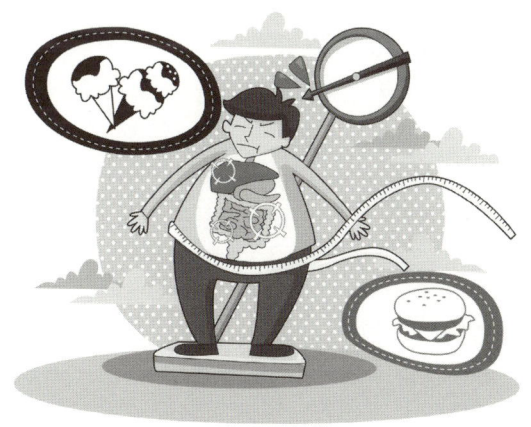

당신은 장내 비만세균에 조종당하고 있다

고장 난
체중 조절 시스템

우리는 배가 부른데도 왜 숟가락을 내려놓지 못하는 것일까? 금방 배부르게 식사를 했는데도 왜 군것질에 자꾸만 손이 가는 것일까? 배가 고프지도 않은데 아이스크림, 케이크, 포테이토칩을 보면 참지 못하고 정신없이 먹게 되는 것일까? 원인은 내 몸의 체중 조절 장치가 망가져 있기 때문이다.

내 몸엔 정교한
자동 시스템이 있다

우리 몸엔 아주 강력하고도 정교한 체중 조절 시스템이 내재해 있다. 내 몸에 적절한 체중과 체지방을 일정하게 유지하고, 생명 유지에 필요한 영양소와 에너지를 공급받기 위해 작동하는 놀라운 장치다. 이 장치는 뇌의 시상하부라는 곳에 있다. 시상하부는 대뇌 바로 아래쪽에 시상이라는 부위의 바로 밑에 있는 아주 작은 구조물이다. 시상하부에는 포만중추(satiety center)와 식욕중추(appetite center)가 존재한다. 식욕중추는 배고픈 느낌이 들게 해 음식을 먹게 만들고, 포만중추는 배부른 느낌을 갖게 해 더 이상 음식을 먹지 않도록 한다.

체중 조절 시스템이 정상적으로 작동한다면 식욕과 힘겨운 사투를 벌일 일도 없다. 의식적으로 먹는 것에 신경 쓸 필요도 없고, 먹고 나서 자책하거나 후회할 필요도 없다. 운동한다고 피트니스클럽에 출근도장을 찍을 필요도 없다. 우리 몸이 스스로 알아서 자신에게 적절한 체중과 체지방을 자연스럽게 일정하게 유지할 테니까 말이다. 몸에 에너지와 영양소가 필요하면 '지금 음식이 필요하다'라고 신호를 보내 음식을 먹게 만든다. 반대로 적절하게 영양소가 들어오면 '그만 먹어도 된다'는 신호를 보내 더 이상 식욕이 당기지 않게 된다. 그런데 불행하게도 체중 조절 시스템이 망가진 사람들이 많아도 아주 많다.

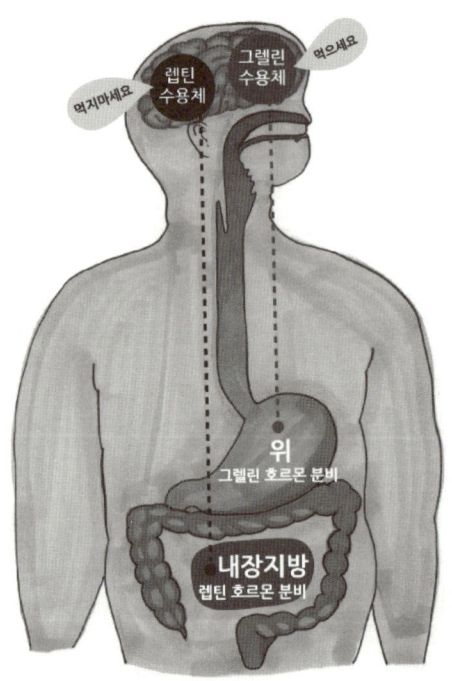

체중 조절 시스템

호르몬들의 전쟁
: 시상하부를 놓고 벌이는 렙틴과 그렐린의 쟁탈전

체중 조절 시스템은 우리 몸의 체중을 어떻게 알고 조절하는 것일까? 이 시스템을 총괄하는 중앙지휘본부인 시상하부에는 눈금이라도 달려 있는 것일까, 아니면 숨겨둔 체중계라도 있는 것일까?

비밀은 바로 렙틴(leptin)과 그렐린(ghrelin)이라는 호르몬에 있다. 렙틴과 그렐린은 식욕을 조절하는 주요 호르몬으로 설정체중 기전을 작동시키는 강력한 물질이다. 이 둘은 시상하부의 포만중추와 섭식중추를 사이에 두고 쉴 새 없이 힘겨루기를 하며 쟁탈전을 벌인다. 그렐린 호르몬은 '배고프니 먹어!'라며 섭식중추를 자극해 배불리 먹고 싶은 욕구를 불러일으킨다. 렙틴 호르몬은 '배부르니 그만 먹어!'라며 포만중추를 자극해 포만감을 느끼게 만든다. 정상적인 섭식체계 아래서는 이 둘은 서로를 보완하며 작용해 적정한 체중을 유지한다. 배가 고프면 음식을 먹게 하고 배가 부르면 음식을 그만 먹게 함으로써 자연스럽게 정상체중을 유지해 나가는 것이다.

하지만 안타깝게도 많은 사람의 섭식체계가 깨져 있다. 비만할수록 이 두 호르몬의 신호체계가 더 많이 파괴되어 있어 정상적인 생리신호는 쉽게 무시된다. 훨씬 공격적이고 난폭한 그렐린의 집요한 공격 앞에 렙틴의 수비는 맥없이 무너지는 경우가 많다. 그 결과 먹고 또 먹고, 배가 불러도 멈출 줄 모르고 계속해서 음식을 탐닉한다.

렙틴 호르몬은 1995년에 뉴욕 록펠러 대학의 제프리 프리드먼 교수팀에 의해 발견됐다. 렙틴은 지방세포에서 분비되는데 에너지 대사 센서를 작동시키는 열쇠와 같다. 지방세포가 커지면 렙틴이 분비되고, 혈류를 타고 뇌로 가 시상하부를 자극한다. 그러면 CART(cocaine-amphetamine regulatory transcript)라는 화학물질이 분비되어 식욕을 억제하고 신진대사 속도와 활동량을 늘려 칼로리 소비를 촉진한다. 렙틴은 식후 약 20분부터 분비되므로 천천히 식사를 하는 것이 좋다. 식사를 빨리하면 몸이 필요로 하는 양보다 많이 먹을 수 있다. 인슐린은 렙틴의 강력한 우방군으로 혈당을 조절하는 중요한 역할 외에 혈액 속의 에너지 정보를 시상하부에 전달하기도 한다.

날씬한 사람과 뚱뚱한 사람의 렙틴 분비량은 어떻게 다를까? 날씬한 사람들은 렙틴이 많이 분비되고, 뚱뚱한 사람들은 렙틴 분비량이 적을 것으로 보통 생각하기 쉽다. 그런데 놀랍게도 뚱뚱한 사람들의 렙틴 수치가 마른 사람들보다 오히려 더 높게 나타난다. 과도한 지방세포는 계속해서 렙틴을 만들어 신호를 뇌로 보낸다. 렙틴이 뇌의 시상하부의 렙틴 수용체를 자극하면 어느 정도까지는 식욕이 감퇴되고 신진대사가 촉진된다. 하지만 일정 수준을 넘어서면 계속된 자극에 렙틴 수용체는 피로해져 더 이상 민감하게 반응하지 않고 둔해진다. 렙틴 저항성이 생기는 것이다.

1999년에 발견된 '공복 호르몬'인 그렐린은 주로 위에서 분비되는데 소위 '배꼽시계'에 맞춰 분비되는 물질이다. 이 호르몬이 시상하부를 자극하면 NPY(Neuropeptide Y)라는 화학물질이 분비되어 강한 공복감을 느끼게 해 음식을 먹게 한다. 분비량은 온종일 오르락내리락 반복한다. 식사 직전에는 분비량이 가장 많아지고, 식사 후에는 분비량이 내려가 식사 한 시간 뒤에 최저 수준으로 떨어진다. 그렐린 분비량은 사람마다 다르다. 식사를 건너뛰거나 굶는 다이어트를 계속하는 경우 그렐린 분비량이 늘어나게 되고 강도도 더욱 강해지기 때문에 과식이나 폭식을 하기 쉽다.

내 몸의 설정체중(set point)은 안녕할까?

우리 몸은 우리가 의식하지 않아도 체온이나 혈당, 혈압, 체액농도, 산소농도 등 일정하게 유지하려는 생리적인 특징을 가지고 있다. 이것을 항상성(homeostasis)이라고 한다. 우리 몸은 이 모든 생리적 수치가 어느 정도의 변동 폭 내에서 일정하게 유지되도록 부단히 노력한다. 체중도 자신에게 적정한 수치가 설정되어 있는데 이것을 '세트포인트(set point: 설정체중)'라고 한다. 이 설정체중은 체중 조절 시스템이 설정해놓은 내 몸의 적절한 체중이다. 우리 몸은 건강하고 적당한 체중을 유지하기 위해 효율적이고 놀라운 메커니즘을 작동시켜 설정체중을 유지하려고 끊임없이 고군분투한다.

현대인의 좋지 않은 생활방식, 해로운 음식과 오염된 환경을 통해 끊임없이 몸 안으로 들어오는 독소와 산화 스트레스, 각종 만성적인 스트레스는 몸에 만성염증을 일으킨다. 그 결과 체중 조절 시스템은 혼란에 빠지고 망가지게 되어, 세트포인트는 내가 눈치채지 못하는 사이에 야금야금 올라간다. 이런 상태에서는 몸이 필요한 칼로리가 채워졌는데도 계속해서 음식을 찾게 되고, 남는 칼로리는 지방으로 축적되고, 세트

포인트는 또다시 올라가는 악순환이 반복되게 된다. 세트포인트가 높게 설정된 사람은 아무리 음식을 줄이고, 운동을 해도 쉽게 살이 잘 빠지지 않게 된다. 잦은 다이어트와 반복된 실패는 체중 조절 시스템을 더욱 혼란에 빠트려 살이 안 빠지는 체질로 바뀌게 한다. 특히 단기간 무리한 다이어트를 하면 설정된 세트 포인트로 다시 복귀하려는 반발력이 더욱 강해져 체중은 더 늘어가게 된다.

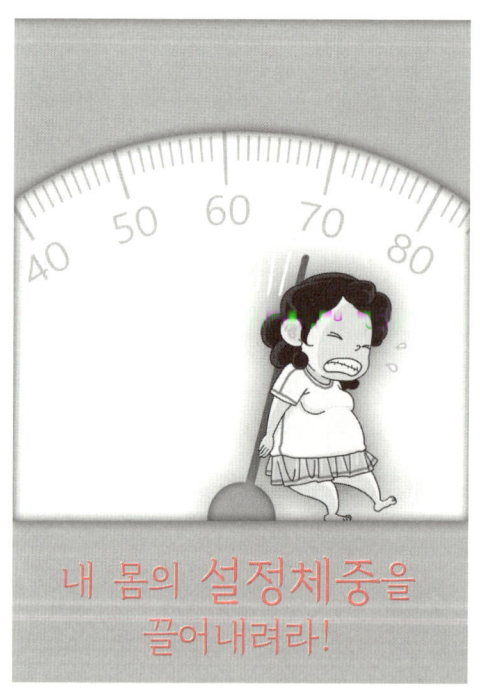

내 탓 VS 뇌 탓

매번 음식 앞에 무너지는 당신, 매번 다이어트에 실패하는 당신, '난 왜 이렇게 의지가 약한 거야!'라며 자책하고 있는가? 그것은 당신 탓이 아니다. 당신이 뚱뚱하게 된 것도, 다이어트에 실패하는 이유도 전적으로 당신이 먹는 것만 좋아하고 게을러서도 아니요, 의지력이 부족해서도 아니다. 당신의 장속에 득세하는 유해균과 강력한 통제력을 가진 '뇌 탓'이 크다. 의지력은 사람에 따라서 차이가 있지만 샘물처럼 계속해서 솟아나는 것도 아니고, 강철처럼 강하지도 않다. 처음엔 잠시 참을 수 있어도 조금 지나면 가뭄 뒤의 웅덩이같이 곧 바닥을 드러내고 만다. 간혹 초인적인 강한 의지력과 절제력을 보여 주는 사람도 있다. 하지만 우리 같은 보통 사람들이 강력한 통제권을 앞세운 뇌에 맞서 이기기란 극히 어렵다.

당신의 뇌는
변화를 싫어한다

　우리 뇌는 설정체중을 일정하게 유지하려고 애를 쓴다. 그런데 다이어트를 하려고 음식 섭취를 줄이는 순간 우리 뇌는 위기상황으로 인식하고 비상 사이렌을 울려댄다. 체중 조절 시스템은 에너지 스위치를 저장모드로 변환시키고 위기 상황을 해소하기 위해 부단히 노력을 한다. 기초대사량을 떨어뜨려 에너지 소비를 최대한 줄이고, 렙틴 호르몬의 분비를 줄여 어떻게든 음식을 섭취하도록 만든다. 또한 설정 체중을 높여 지방을 쌓아 놓으려고 한다. 이런 일련의 조치들은 서로 긴밀하고 유기적으로 작용하는 호르몬의 강력한 생화학적 작용에 의해 일어나기 때문에 의지로써 이에 대항해 이기기는 매우 힘들다. 또한 반복된 다이어트로 기아상황을 학습한 뇌는 칼로리가 적게 들어오면 더욱 적극적이고 강력하게 반응을 한다. 그래서 더 적게 먹어도 살은 잘 빠지지 않고, 살이 잘 찌는 체질로 바뀌게 되어 살을 빼기 점점 더 어려워지는 것이다.

당신은 뇌에
속고 있다

　한번 먹으면 멈출 수 없는 식탐! 먹어도 먹어도 채워지지 않는 허전함! 당신을 절망하게 만드는 이 모든 것은 뇌의 속임수일지 모른다. 배고프다고 느끼는 경우의 상당수는 '가짜 배고픔' 즉 '감정적 허기'이다. 진짜 배고픔은 배 속에서 꼬르륵 소리가 나거나, 속이 쓰리는 등의 소위 배꼽시계가 작동하는 신체적 허기를 말한다. 즉, 몸이 진짜 음식이 필요해서 느끼게 되는 신체적 허기다. 이에 비해 감정적 허기는 실제 배가 고픈 것이 아니라 감정적으로 허기를 느끼는 가짜 배고픔이다. 감정적 허기가 있으면 무의식적으로 먹게 되고, 배가 불러도 멈추지 못하고 계속해서 먹게 된다. 또한 먹고 나서는 죄책감을 느끼는 경우가 많다.

당신의 뇌는
단맛을 원한다

뇌는 다른 기관과 달리 매우 이기적이며 까다로운 식성을 가지고 있다. 에너지원으로 다른 것에는 눈길도 주지 않고 오로지 포도당만을 좋아하고 고집한다. 건강이 나빠지던, 비만이 되던 신경도 쓰지 않고 오로지 자기가 좋아하는 당분만 공급되면 그만이다. 뇌가 피로하거나 힘들 때는 포도당을 더 많이, 더 빨리 달라고 재촉한다. 혈중 포도당을 빠르게 올려 주는 정제 탄수화물에 길들인 뇌는 단 음식을 계속해서 찾게 만들뿐만 아니라 점점 더 강하고 자극적인 단맛을 요구한다. 이 욕구를 충족하기 위해 뇌는 폭주하게 된다.

음식 섭취로 얻은 몸속 에너지를 소모하는 권력 서열 1순위는 단연

뇌다. 뇌가 우리 몸에서 차지하는 비중은 약 2%에 불과하지만 몸속 에너지의 20% 이상을 소모한다. 뇌는 참을성도, 융통성도 없는 막무가내 어린아이 같다. 조금만 혈당이 떨어지면 "배고프다"며 빨리 먹을 것을 달라고 아우성친다. 그것도 살찌기 쉬운 달달한 단당류를 끊임없이 더 달라고 떼를 쓴다. 몸속에는 체지방 형태로 저장되어 있는 에너지가 넘쳐나는데도 거들떠보지도 않고 자기가 좋아하는 포도당만을 고집한다. 쉽고 편하게 바로 쓸 수 있는 에너지 즉 단 음식을 섭취하라고 유혹하고 종용한다.

뇌의 치명적 보상플랜

다이이드 자체민으로도 상당한 심리적 압박인데다 생활 속에서 받는 다양한 스트레스가 더해지면 스트레스 호르몬인 코르티솔이 과도하게 분비된다. 스트레스는 뇌 속 세로토닌이라는 행복호르몬을 감소시켜 불안과 우울감에 빠지게 한다. 단 음식을 먹으면 뇌는 잘했다고 달콤한 보상을 선물한다. 즉 뇌의 보수계에서 행복감과 쾌감을 느끼게 하는 신경전달물질인 세로토닌과 도파민의 분비가 늘어나 기분을 좋게 만드는 것이다. 이는 모르핀 같은 마약 성분이 뇌에서 일으키는 효과와 비슷하다. 단 음식 섭취에 대한 기쁨과 즐거움이라는 뇌의 보상은 음식 탐닉의 함정에 쉽게 빠져들게 한다. 그 결과 뇌 보수계의 반응은 점차 둔해져 약물 의존증에 걸렸을 때처럼 단 음식을 '더 많이, 더 자주 달라'고 요구한다. 그뿐 아니라 보수계가 지나치게 활성화되면 신경전달물질의 분비에 이상이 생겨 거식증, 폭식증 등의 섭식장애가 일어날 수 있다.

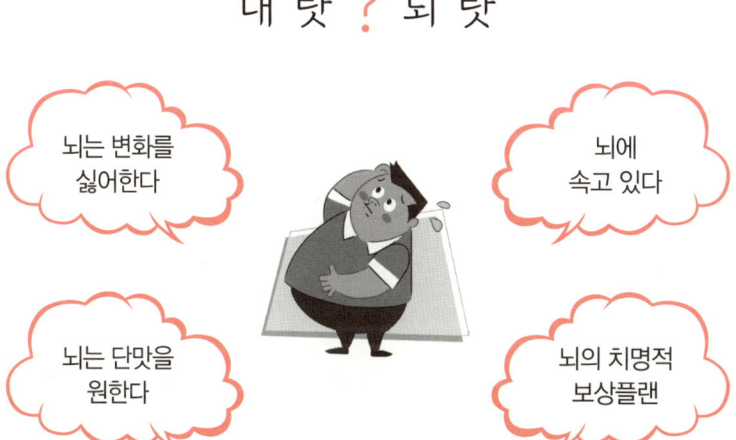

다이어트, 하면 할수록 살찌는 몸으로 변한다

내 몸은 살찌는 것에 관대하다

항상 먹을 것이 부족하던 수십, 수백만 년 전의 인류는 음식을 찾기 위해 부단히 움직여야만 했고 추위와 배고픔을 견뎌야 했다. 다음에 무엇을 먹을 수 있을지 불확실한 혹독한 환경에서 살아남기 위해 인류는 에너지를 매우 효율적이고 효과적으로 저장하는 알뜰한 시스템을 만들어 발전시켜 왔다. 가능한 한 고열량 지방을 섭취하고, 섭취한 지방은 가능한 적게 쓰고 최대한 저장하는 방식을 프로그램화하여 유전자 속에 저장해 왔다. 바로 검약유전자(thrifty genotype) 가설이다. 이 유전자는 계속 대물림되어 현대인은 과거의 유전적 성향을 그대로 가지고 있다.

미국 헌터대 인류학자 허먼 폰처 교수팀과 공동 연구자들은 인류가 뚱뚱해질 수밖에 없도록 진화해 왔다고 말한다. 기근과 같은 비상상황에 대비해서 최적의 비상식량으로 지방을 저장하도록 진화해 왔고, 프로그래밍되어 있다고 설명한다. 지방은 1g당 9kcal로 단백질이나 탄수화물(1g당 4kcal)에 비해 에너지 효율이 훨씬 높아 지방이 몸에 많을수록 생존에 유리하기 때문이다.

현재의 우리 몸은 먹을 것이 부족하던 오래전 과거 환경조건에 맞추어 프로그래밍되어 있지만, 우리가 살아가는 환경은 옛날 조상들의 척박한 환경과는 너무나 다르다. 먹을 것을 힘들게 찾아다닐 필요도 없고, 언제 어디서든 손쉽고 풍족하게 먹거리를 구할 수 있고, 별로 에너지를 소모하지 않아도 되는 편리한 생활방식 속에 현대인은 살아가고 있다. 우리 몸은 음식이 부족할 때를 대비해서 지방을 비축하는 데에만 더 관심이 있고 적극적이다. 반면에 넘쳐나는 칼로리를 처리하는 데는 별 관심도 없고 소극적이다. 몸은 원시시대의 살찌기 쉬운 유전적 성향을 가지고 있는 데 비해 칼로리가 축적되기 쉬운 생활환경과 습관 속에서 사는 현대인이 쉽게 비만이 되는 것은 어쩌면 당연한 일인지도 모른다.

몸은 다이어트를 위기상황으로 인식한다

다이어트를 자주 하는 사람들로부터 '먹는 것도 없는데 왜 살이 찌는지 모르겠다'는 말을 종종 듣게 된다. 특히 다이어트를 여러 번 실패하다 보면, 먹는 것을 아무리 줄여도 살이 빠지기는커녕 오히려 살이 더 잘 찌는 이상한 일이 발생하기도 한다. 다이어트하는 사람 입장에서는 속상하고 절망스럽기까지 하다. 도대체 왜 그럴까?

사람마다 각자 자신만의 적정한 체중이 설정되어 있다. 이 '설정체중(set point)'에 맞추어 몸의 모든 세포와 기능들이 생리적으로 서로 긴밀한 관계를 갖고 조절된다. '체중 조절 시스템'은 갑작스럽게 체중이 증가하거나 감소하면 적극적으로 설정체중을 일정하게 유지하기 위해 끊임없이 노력을 한다. 그런데 다이어트는 우리 몸에 설정된 체중(set point)을 흔들어 낮추는 작업이다. 음식 섭취가 줄어들면 체중 조절 시스템에 비상 경고등이 켜진다. 이 상황이 지속되면 비상상황으로 인식을 한 체중 조절 시스템은 에너지 스위치를 저장모드로 전환해 앞으로의 굶주림에 대비한다. 설정체중을 더 높게 다시 설정을 하고, 에너지의 소비는 줄이고 저장은 늘리도록 일련의 조치들을 취한다. 식욕 억제 호르몬인 렙틴의 분비가 줄어들고 신진대사 속도는 느려진다. 렙틴 감소로 식욕이 마치 미친 사자처럼 되살아나 음식 유혹 앞에 무너지기 쉽다.

이런 기전이 작동하고 있는데 먹는 것을 줄인다고 살이 빠질 리 만무하다. 조금만 방심하면 요지부동이던 체중계 눈금이 오히려 확 올라가기도 한다. 잦은 다이어트 시도와 실패는 이런 현상을 학습한 체중 조절 시스템이 더 민감하고 더 강하게 반응하도록 만든다. 용수철을 세게 누르면 누를수록 반발력이 더 강해져 더 높이 튕겨 오르는 이치와 같다.

잦은 다이어트는 근육 손실을 부른다

　다이어트의 목표는 근육을 최대한 보전하거나 늘리고, 체지방은 가능한 한 많이 태워 없애는 것이다. 그런데 다이어트를 하면 근육이 함께 줄어든다. 특히 굶는 다이어트를 하는 경우는 더더욱 그렇다. 다이어트를 하면 왜 근육이 줄어드는 것일까?

　그 이유는 바로 탄수화물이 뇌가 사용하는 유일한 에너지원이기 때문이다. 뇌는 탄수화물만을 고집하는 까다로운 장기라 우리 몸은 혈액 속의 탄수화물을 일정한 수준으로 유지하기 위해 노력한다. 다이어트를 할 때 탄수화물 섭취를 극도로 줄이게 되면 근육을 분해하여 탄수화물로 전환시켜 사용한다. 따라서 극단적인 탄수화물 제한은 근육 손실을 불러올 수밖에 없다.

　단백질 섭취가 부족해도 근육 손실이 생길 위험성이 높아진다. 운동 없이 식이조절만 하거나 약한 강도의 유산소 운동만 하는 경우에도 근육 손실의 위험성이 증가한다. 근육이 빠져나간 자리는 살이 찌면서 지방이 대신 차지한다. 근육은 우리 몸 안에서 칼로리를 연소시키는 효자다. 근육량이 감소하면 기초대사량이 떨어져 점차 살이 안 빠지는 체질이 되고, 요요가 쉽게 온다.

배고픈 다이어트는
백전백패

　사람들은 다이어트를 결심할 때, "오늘은 잔뜩 먹고, 내일부터 굶지 뭐!"라고 자주 말한다. 절식은 여성들이 가장 많이 선택하는 다이어트 방법이다. 돈도 들지 않고, 특별한 준비 없이 할 수 있는 간단한 방법이기 때문이다. 짧은 시간 내에 확실한 결과를 얻을 수 있다는 믿음도 선택에 한몫을 한다. 어떤 음식을 먹어야 할지, 어떻게 먹어야 할지, 얼마나 먹어야 할지, 칼로리는 얼마나 될지 등 고민할 필요도 없다. 단지 음식의 유혹을 뿌리치고 배고픔을 참기만 하면 된다. 참 간단하고 단순한 방법이다. 하지만 효과를 떠나서 얼마나 오래 지속할 수 있을까? 그 대가는 비싸고 혹독하다.

배고픈 다이어트는
실패의 지름길

　음식 섭취가 줄어들면 우리 몸은 잔뜩 긴장하게 되고 위기상황으로 인식한다. 자동차에 연료가 떨어지면 비상등이 켜지듯 굶주린 뇌는 즉각 우리 몸에 비상사태를 선포하고 즉각적인 조치를 취한다. 우리 뇌는 먹을 것이 필요하다는 강력한 신호를 보내 어떻게든 음식을 섭취하게 해 위기상황을 해소하려 한다. 위장에서 분비된 그렐린이라는 공복 호르몬은 뇌의 시상하부의 식욕중추를 강하게 자극한다. 그러면 시상하부는 NPY라는 식욕을 촉진하는 화학물질을 방출해 먹고 싶은 욕구를 강하게 일으킨다. 배고픔이 길어질수록 그렐린의 강도는 더욱 강해지고 주기는 더욱 짧아져 극심한 고통이 더해진다. 먹고 싶은 본능적 욕구는 높게 솟구쳐 오른다. 얼마 동안은 초인적 인내와 사력을 다해 참을 수 있다 해도 곧 항복할 수밖에 없다. 의지력만으로 배고픔과 맞서 싸워 이기기는 불가능하다.

　어릴 적 친구들과 자주 하던 '숨 참기 게임'을 생각해 보라. '땡' 하면 입을 다물고, 한 손으로는 코를 쥐어 잡고 숨을 참는다. 누가 오래 참는지 겨루는 게임이다. 의지력에 따라 다르겠지만 일 분 아니 몇 십 초도 안 되어 포기하고 만다. 아무리 이를 악물고 버텨 보려 해도 한계에 이르면 강한 의지력도 소용없다. 다이어트는 오래 참기 대회가 아니다. 힘들지 않아야 하고, 지속 가능해야 한다. 배고픔과 씨름해야 한다면 애초 승산 없는 게임을 하는 것이나 다름없다. 굶주린 뇌와 정면승부에서는 중도포기라는 쓰라린 실패의 잔을 마실 수밖에 없다.

쉽다고 따라 하다
큰 코 다친다

　실제로 절식 다이어트를 하면 초반에 체중이 눈에 띄게 줄어드는 것은 사실이다. 그러나 이것은 일시적인 현상일 뿐이다. 몸속에 들어오던 칼로리가 갑자기 줄어들면 우리 몸은 간과 근육에 비상식량으로 저장해두었던 글리코겐을 꺼내어 사용한다. 그래도 보충이 안 되면 근육을 분해해서 에너지로 사용하게 된다. 이때 근육에 결합되어 있던 수분도 함께 소실되면서 체중이 줄어들게 된다. 다이어트 초기에 줄어든 체중은 체지방 감소보다는 근육과 수분이 상당 부분 빠져나간 결과다.

　절식 초기에 눈에 띄게 줄어들던 체중은 계속해서 더 이상 하향곡선을 그리지 않는다. 절식을 계속해도 체중이 줄지 않거나 오히려 체중이 늘어나는 이상한 현상이 일어나기도 한다. 평소 들어오던 에너지가 급격하게 줄면 우리 몸은 비상사대리 인식을 하고 에너지 소비를 최대한 줄여 위기상황을 헤쳐 나가려고 기초대사량을 줄인다. 또한 절식으로 근육량이 줄면 기초대사량이 현저히 떨어질 수밖에 없다. 배고픈 다이어트를 경험한 우리 몸은 또다시 닥칠 위기상황에 대비해서 에너지 전환 스위치를 저장모드로 변환시킨다. 반복된 배고픈 다이어트는 우리 몸을 살이 잘 안 빠지는 체질로 만든다.

　배고픔이 커지고 길어질수록 미친 사자처럼 통제가 불가능한 식욕이 되살아난다. 모두 한 번쯤 배고픔 뒤의 주체할 수 없는 식욕이 일어 폭식과 과식을 해 봤을 것이다. 그 결과 요요라는 달갑지 않은 손님이 따라온다. 더욱 큰 문제는 영양결핍으로 건강에 치명타를 입을 수 있다는 점이다. 원하는 목표 체중까지 건강하게 감량을 해야 하고, 계속해서 유지를 할 수 있어야 성공적인 다이어트라 할 수 있다. 일시적인 체중 감량으로 맛본 짧은 기쁨 뒤엔 길고 혹독한 대가를 치를 수도 있다.

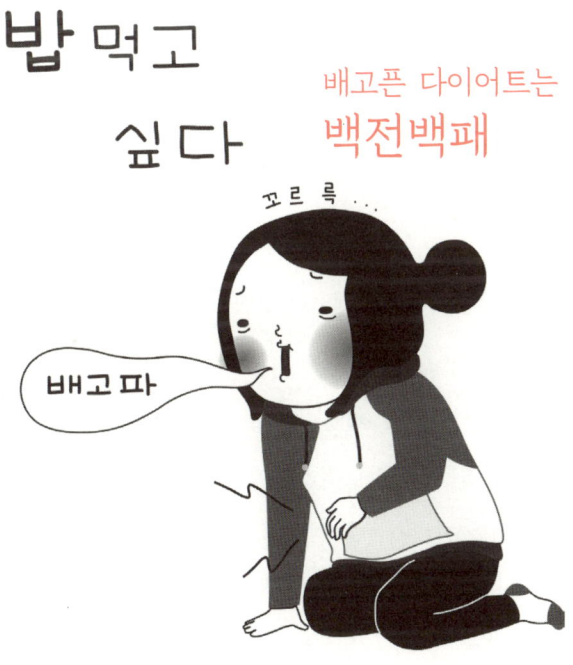

칼로리 계산은
시간 낭비다

칼로리 박사라도
살은 안 빠진다

'다이어트' 하면 제일 먼저 생각나는 단어를 꼽으라면 단연 '칼로리'일 것이다. 그만큼 '칼로리 관리'는 다이어트에서 꼭 지켜야 하는 기본 수칙으로 굳게 자리 잡고 있다. 칼로리를 적게 섭취하고, 많이 소비하면 된다는 생각에 사로잡혀서 칼로리 계산에 집착하는 사람들이 의외로 많다. 먹는 것, 운동하는 것들을 일일이 적고 계산해서 다이어트를 해야 뭔가 체계적이고 과학적인 다이어트를 하고 있다고 위안을 받기 때문인지도 모르겠다.

32살의 직장 여성인 H씨는 직장 스트레스 때문에 갑자기 불어난 체중으로 수년째 다이어트를 해 오고 있다. 그녀는 주위로부터 다이어트

박사로 통한다. 웬만한 다이어트는 안 해본 것이 없을 정도로 섭렵을 하고, 웬만한 음식의 칼로리는 줄줄 꿰고 있을 정도로 칼로리에 대해서는 거의 전문가 수준이다. 그녀는 깐깐한 성격답게 식사는 물론 운동을 할 때도 일일이 칼로리 계산을 하면서 나름 제대로 된 다이어트를 한다고 하였다. 그런데도 매번 실패하기 일쑤다.

나는 H씨에게 머리에서 '칼로리 계산'을 지워 버리라고 했다. 그러자 H씨는 이해할 수 없다는 듯 눈을 동그랗게 뜨고 반문한다. 다이어트를 제대로 하려면 식단도 철저히 칼로리 계산을 해서 짜고, 운동도 칼로리 계산을 하면서 해야 하는 것 아니냐는 것이다. 정말 매번 귀찮고 번거로운 칼로리 계산을 해야만 다이어트에 성공하고 예쁜 몸매를 만들 수 있는 것일까?

같은 음식이라도
열량은 달라질 수 있다

칼로리 계산기는 다이어트 족(族)들에겐 이미 인기 있는 필수 아이템이 된 지 오래다. 간편하게 칼로리를 계산해 주는 스마트폰 앱만 해도 수십 가지가 넘는다. 하루 1,200에서 1,500kcal 내에 식단을 짜주는 자상한 다이어트 클리닉도 많다. 요즘은 직접 계산할 필요도 없다. 친절하게도 이미 칼로리가 계산된 식단이 SNS에 수없이 올라오니 골라서 따라만 하면 된다. 참 편한 세상이다.

하지만 매번 그 식단을 그대로 따르는 것도 그렇게 쉬운 일이 아니다. 실제로 짜준 다이어트 식단대로 처음부터 끝까지 끈기 있게 잘 따라서 하는 사람은 매우 드물다. 문제는 같은 음식이라도 품종이나 조리 방법에 따라, 섭취 방법에 따라 열량이 모두 다르다는 것이다. 또한 먹는 사람의 소화 능력, 흡수 능력에 따라서도 몸에 들어오는 칼로리가 달라질 수 있다.

칼로리가 같더라도 어떤 음식을 먹느냐에 따라 우리 몸의 반응은 다르고 결과도 달라진다. 칼로리는 같더라도 피해야 할 몸에 좋지 않은 음식을 먹는다면 체형은 원하는 바와는 영 다르게 변해 간다.

칼로리 계산은 이제 그만: 주변의 날씬한 사람에게서 배워라

주변에 정상체중을 가진 날씬한 사람들을 보라. 그들은 식사할 때마다 일일이 칼로리 계산을 하면서 먹지 않는다. 그럼에도 그들은 일 년 전이나 지금이나 체중에 큰 차이가 없이 날씬한 몸매를 유지하고 있다. 그렇다고 그들이 칼로리에 상관없이 아무거나 마음껏 먹는다고 생각하면 큰 오산이다. 그들은 건강에 좋은 칼로리 낮은 음식을 골라 먹고, 건강한 생활습관을 가지고 있다. 살이 안 찌는 사람을 유심히 관찰해 보라. 그들은 열심히 노력하고, 꾸준히 관리하기 때문이라는 것을 깨닫게 될 것이다.

철저한 칼로리 계산에 따른 식단 관리는 얼핏 보면 상당히 과학적이고 합리적인 다이어트를 하는 것처럼 보인다. 하지만 노력에 비해 그다지 효율적이지도 않고 별로 도움이 되지 않는다. 칼로리 계산은 귀찮고 번거로운 숫자놀음에 불과할 뿐만 아니라, 그 자체가 스트레스로 다가올 수 있다. 이제 일일이 칼로리 계산하느라 시간 낭비, 에너지 낭비를 하지 말자. 더 이상 칼로리 계산의 강박관념에 얽매이지 말자.

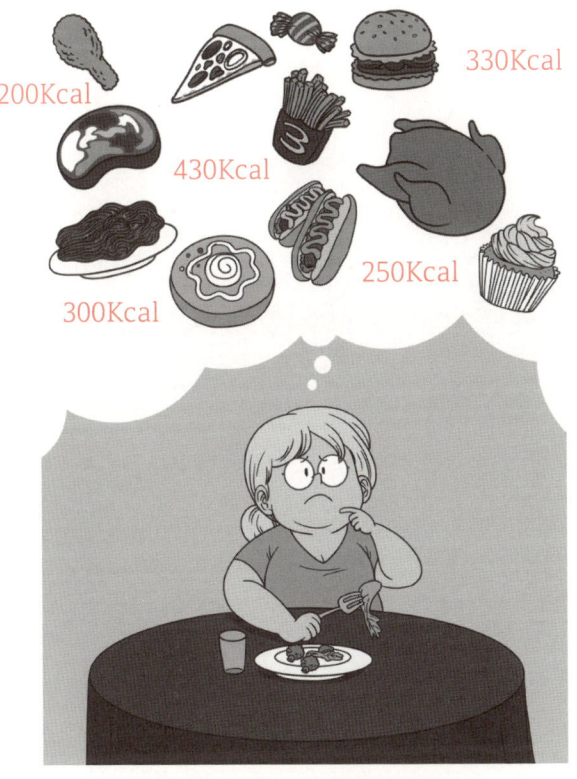

3장

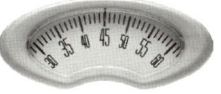

비만 클리닉에 가면 모든 게 해결될까?
: 시술과 수술에 대한 환상을 버려라

비만 클리닉은
만능열쇠가 아니다

진료실에서 상담을 하다 보면 다양한 경우들을 마주하게 된다. 자신이 상상하고 원하는 결과를 그대로 얻을 수 있다고 생각하고 무리한 요구를 하는 경우도 많다. "요즘 의술이 얼마나 발달했는데 이 정도도 못 만들어 준다니, 말이 되나요?"라며 따지듯 묻는 경우도 있다. "각종 다이어트와 주사요법을 비롯해 여러 시술을 많이 받았지만 효과가 없있어요. 그래서 큰맘 먹고 지방흡입 수술을 하려고 왔는데 수술하고 나면 이 정도는 되겠죠?"라며 자신이 원하는 워너비 몸매 사진을 핸드폰에서 보여 주는 경우도 있다.

20살 L양은 데뷔를 앞둔 걸그룹 연습생이다. 그녀는 얼굴도 예쁘고 그룹 리드싱어를 맡을 만큼 가창력과 목소리도 뛰어나다. 그런 그녀에게 고민이 하나 있다. 상체는 날씬한 편인데 튼실한 허벅지와 무다리인 종아리가 항상 콤플렉스였다. 하루 4~5시간의 안무 연습과 요가, 여러 가지 다이어트를 하였지만 별 도움이 안 되었다. 고민 끝에 매니저와 함께 클리닉을 방문하였다. 지방흡입을 해서 가늘고 긴 하체를 만들어 달라는 것이다. 진찰 결과 그녀는 하체골격 자체가 대체로 큰 편인 데다가 피하지방이 많지 않아서 지방흡입을 한다 해도 효과도 미미하고, 부작용만 생길 가능성이 높아 보였다. 하지만 그녀와 매니저 둘 다 지방흡입 수술에 거는 기대가 남달라서 지방흡입만 하고 나면 요즘 걸그룹처럼 가느다란 하체로 변할 거라 굳게 믿고 있었다. 지방흡입은 효과가 없을 거라 조심스럽게 말하자 그녀는 아무 말 없이 굵은 눈물방울을 뚝뚝 흘리며 흐느끼기만 한다. 어깨를 축 늘어트린 채 진료실을 나서는 그녀를 보는 나도 안타깝기는 마찬가지였다. 하지만 어쩌랴! 지방흡입 수술이 요술지팡이도 아니고, 마법의 약도 아닌 것을….

　사람들에게 잘못된 환상을 심어 주는 요인 중 하나가 과대과장 광고다. 진실이 왜곡된 일시적 효과를 부풀린 과장광고들은 달콤한 환상을 충동질하지만 실망스러운 결과로 이어지는 경우가 대부분이다. 비만 클리닉에서 시행하는 각종 메조테라피, 주사요법, 지방흡입 수술 등은 어느 정도 효과가 있다. 그러나 특정 신체부위나 피하지방을 제거하는 데 도움을 줄 수는 있지만 보조적인 역할에 불과하고, 효과도 제한적이다. 비만 클리닉의 시술과 수술이 누구나 날씬하고 건강하게 만들어 줄 거라는 믿음과 환상적인 기대는 내려놓는 것이 좋다. 비만 클리닉의 각종 시술과 수술은 보조적으로 도움을 주는 조력자라는 점을 잊지 않았으면 좋겠다.

난 이제 흔들리지 않아!

함유정(가명, 여, 56세) 수기
- 16주 만에 20kg(체지방 18.5kg) 감량(78kg → 58kg)
- 100 사이즈 → 66 사이즈
- 3년째 유지

비만에 무기력증과 우울증까지 와서 병원에 다니던 중 의사 선생님으로부터 살을 빼라는 말을 들었습니다. 몇 가지 다이어트를 해 보았지만 실패하고 고민하고 있던 차에 지인을 통해 면역 다이어트를 만났습니다. 처음엔 "과연 성공할 수 있을까? 이번에도 실패하면 어떡하지?"라는 부정적인 생각이 앞섰습니다. IDA(면역다이어트 아카데미)에 등록하여 많은 사람과 함께하니 혼자서 할 때보다 훨씬 쉬웠고, 세심한 코치와 격려를 받으며 즐겁게 하다 보니 놀라운 변화를 체험하게 되었습니다. 병원에서 검사를 해 봐도 특별한 병명도 없이 여기저기 아프던 몸은 '몸 안에 독소가 쌓여 만성염증과 면역력 저하'로 인한 것이었다는 것을 알게 되었습니다. 특별한 이유(?) 없이 아프던 몸은 신기하게도 좋아져 몸이 그렇게 가볍고 개운할 수가 없었습니다.

4개월 만에 총 20kg을 건강하게 살을 뺐습니다. 예전엔 99~100 사이즈 옷을 입어야 했는데 이제는 66 사이즈를 입습니다. 남편이 변화된 제 모습을 보고 예쁜 옷을 사 입으라고 돈을 줄 때는 눈물이 날 정도로 좋았습니다. 나에게도 이런 날이 오다니 믿기지 않았습니다. 앞으로 기회가 되면 66 사이즈에서 여성들의 로망인 44 사이즈를 위하여 행복한 도전을 해 보려고 합니다. 더 이상 음식의 유혹에 넘어가지 않을 것이고, 예전의 건강하지 않은 식생활 습관으로 돌아가지 않을 것입니다. 이제 옛날의 뚱뚱한 모습은 생각조차 하기 싫습니다. 앞으로는 멋진 아내, 자랑스러운 엄마로 살아갈 것입니다.

식욕 억제제는 도움이 되는 걸까?

식욕 억제제, 뿌리치기 힘든 유혹

다이어트를 돕는 약물은 크게 5가지 부류로 나뉜다. 식욕 억제제, 지방대사 촉진 약물류, 포만감 증강제, 지방대사 활성화 유도약물, 그리고 지방·탄수화물 흡수 저해 약물 등이 사용된다. 사람들이 보통 '살 빼는 약'이라고 부르며 가장 많이 선호하는 것이 식욕 억제제다. 식욕 억제제는 뇌의 식욕중추를 자극 또는 억제하여 포만감을 느끼게 하거나 배고픔을 덜 느끼도록 작용하여 음식물을 덜 섭취하도록 도와주는 약물이다.

다이어트는 식욕과의 싸움이라고 말할 수 있다. 식욕은 인간의 가장 기본적인 본능이자 욕구 중의 하나이기 때문이다. 다이어트를 하는 사람 중에는 식욕 억제제 처방을 위해 비만 클리닉이나 병원을 전전하는 사람들이 있다. 약만 먹으면 저절로 살이 빠질 것이라는 믿음과 쉽게 효과를 보려는 마음 때문이다. 다이어트를 하는 사람들은 약물을 사용하고 싶은 유혹을 떨쳐버려야 한다. 처음엔 잠깐 먹고 끊으면 되겠지 하는 안이한 마음으로 시작한다. 하지만 식욕 억제제를 한번 먹기 시작하면 끊기가 힘들어 오로지 약을 처방받기 위해 병원을 전전하는 경우도 의외로 많다. 또한 식욕 억제제의 오남용으로 심각한 부작용과 후유증을 겪는 사람들이 많다.

159cm에 73kg, 40대 초반의 직장맘인 K씨는 처음 시작은 잠깐만 먹고 그만둬야지 하는 가벼운 마음으로 처방을 받았다. 약을 먹자 신기하게도 배가 고프지 않고, 조금씩 빠지는 살이 신기하고 놀랍기도 했다. 약 먹으면서 관리하면 어렵지 않게 체중 감소를 할 수 있겠다 싶었다. 끊으면 식욕이 되살아나 살이 다시 많이 찔 것 같아 불안한 마음에 다시 병원을 찾게 되었다. 자신도 모르게 점차 약에 의존하게 된 지 4년째다. 부작용도 만만치 않았다. 가슴이 두근거리고 손이 떨리며, 불면증에 시달렸다. 몸이 망가지는 것을 느끼면서 끊어야지 하면서도 다시 약에 손이 가는 자신이 너무 한심하게 느껴졌다. 급기야 심각한 우울증까지 오게 되었다. 자신은 이제 체중 감소보다 약에 의존하는 굴레에서 벗어날 수만 있다면 좋겠다고 한다.

식욕 억제제 복용, 신중해야 한다

　식욕 억제제는 항상 사용에 신중을 기해야 한다. 더 빠르고 확실한 체중 감량을 얻기 위해 약물을 처음부터 강하게 사용하는 것은 금물이다. 약에 대한 부작용과 의존성이 생길 가능성만 커지고 약을 중단하는 순간부터 급격히 솟구치는 식욕 때문에 요요현상을 겪을 가능성이 아주 높다.

　식욕 억제제는 초기 1~2개월 내에는 어느 정도 효과가 있지만 내성이 생겨 용량을 증가시켜야 하고, 장기간 먹을 경우 체중 감량에 크게 효과가 없다. 대부분의 식욕 억제제는 의존성을 가진 향정신성의약품인 경우가 많다. 요즘은 의존성이 적고, 부작용을 최소화한 약물들이 개발되고 있지만 장기복용은 신중을 기해야 한다. 부작용 또한 만만치 않다. 가슴 두근거림, 혈압상승, 몸 떨림, 어지럼증, 구토, 불면증, 우울증, 충동장애 등 다양한 신체적, 정신적 이상을 일으킬 수 있다.

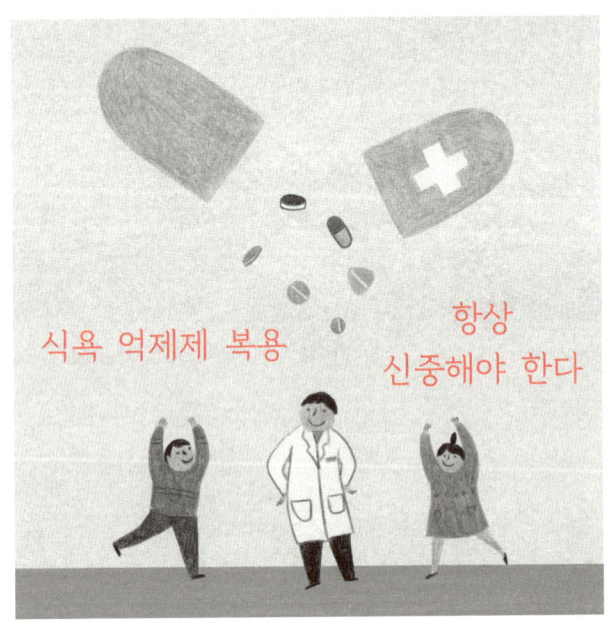

식욕 억제제 복용 항상 신중해야 한다

　식욕 억제제는 전문의사의 세심한 지도 감독 아래 꼭 필요한 경우 제한적으로 사용해야 한다. 식욕 억제제는 식욕 억제 자체를 목적으로 사용하지 않는다. 고도비만 환자에서 식이요법과 운동요법에도 잘 반응하지 않거나 실패한 경우 식욕조절장애를 조절하고 극복하는 데 도움을 주기 위해 일시적으로 사용하는 것을 고려해 볼 수 있다. 약물 치료는 개인의 특성과 건강상태를 세밀히 파악하고, 약물 사용의 이점과 위험성을 신중하게 판단한 후 사용해야 한다.

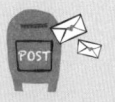

행복한 여행

박미숙(가명, 여, 45세) 수기
- 8주 만에 12kg(체지방 11.8kg) 감량(65kg → 53kg)
- 88 사이즈 → 55 사이즈
- 2년 6개월째 유지

오랜만에 만난 지인의 모습에 깜짝 놀랐습니다. 날씬해지고 예뻐진 모습에 전신 성형을 한 줄 알았습니다. "어느 성형외과에 가서 수술을 했느냐?"고 물어도 웃기만 하고 "다음에 알려 줄게!"라고만 하는 것이었습니다. 궁금해 견딜 수 없어 전화를 걸어 물었더니 돌아온 답은 '면역 디톡스 다이어트'라는 것이었습니다. 나이가 들면서 나잇살에다 여기저기 이유 없이 아픈 것은 다 몸 안에 독소가 쌓여 생긴 결과라는 말을 듣고는 저도 건강을 위해 한번 해 보아야겠다고 생각했습니다. 부작용 없이 저렴한 가격에 전신 성형수술 이상의 확실한 효과를 볼 수 있다는 사실에 놀랐습니다. 단순히 살만 빼기 위한 것이 아닌 건강하기 위한 다이어트라는 점에 마음이 끌렸습니다. IDA(면역 다이어트 아카데미)에 등록해 즐겁게 다이어트를 했습니다. 이렇게 시작한 면역 다이어트는 저에게 기대 이상의 큰 선물을 안겨 주었습니다. 특별한 병명도 없이 저를 괴롭히던 만성피로와 통증은 사라지고 몸과 마음이 깃털처럼 날아갈 듯 가벼웠습니다. 하루하루가 얼마나 행복하고 즐거운지 다시 태어난 느낌입니다. '조금 더 일찍 면역 다이어트를 만났다면 얼마나 좋았을까!' 하는 아쉬움이 듭니다.

저는 평소 여행을 좋아합니다. 이제 행복을 주는 면역 디톡스 여행을 성공적으로 끝내고, 저만의 행복한 인생 여행을 떠날 것입니다.

지방분해 주사의
허와 실

주사요법, 맹신은 금물

요즘 여성들 사이에서 지방분해 주사에 대한 관심이 높다. 지방흡입 수술에 비해 위험성과 부작용, 시간과 비용적인 면에서 부담이 적기 때문이다. 모 케이블 방송에서 어느 연예인이 주사의 힘을 빌려 날씬해졌다고 당당히 고백하기도 했다. 날씬한 몸매로 부러움을 사는 꽤 많은 국내외 연예인들이 '주사성형 의혹'에 시달리기도 한다. 정말 주사 한 방이면 보기 싫은 군살을 감쪽같이 날려 버릴 수 있을까? 주사만 맞으면 전혀 힘들이지 않고도 멋진 S라인으로 변신이 가능한 걸까?

주사요법은 비교적 간단하고 시술 시간이 짧다는 장점이 있지만 일시적 효과에 그치는 경우가 많아 반복적인 시술이 필요하고, 한 번에 넓은 부위를 시술하는 데는 한계가 있다. 지방흡입 수술에 비해 간단하다 하더라도 주사로 하는 시술이라 부기, 멍, 통증, 염증, 함몰이나 반점 등의 부작용이 생길 수도 있다. 식이요법과 운동으로도 남아 있는 부분적인 군살 제거에 보조적으로 사용할 수 있는 수단이지만 지방분해 주사만으로 자신이 원하는 몸매로 태어날 수는 없다. 비만 클리닉에서 다양하게 시행되는 각종 주사시술 중에는 의학적으로 확실하게 효과가 검증되지 않은 것들도 있고, 의사 자신의 개인적 경험과 방법으로 시술되는 것들도 많다.

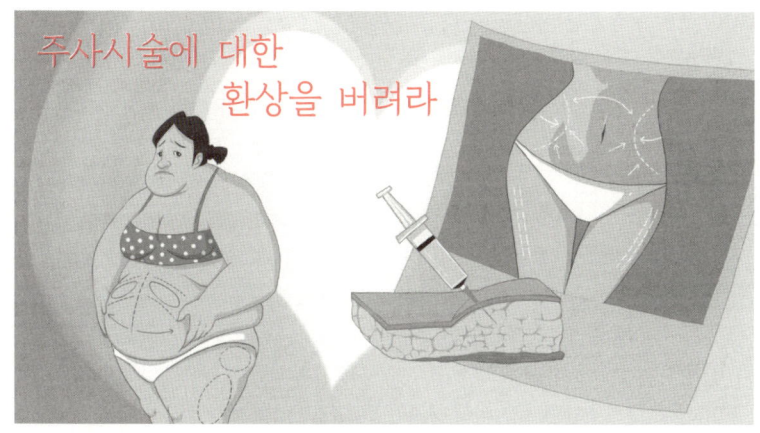

반짝반짝 빛나는 보석이 될 테야!

태영애(가명. 여, 35세) 수기
- 12주 만에 17kg(체지방 14kg) 감량(87kg → 70kg)
- 100 사이즈 → 77 사이즈
- 18개월째 유지

어머니는 자궁암으로 7년을 투병하시다 돌아가시고, 아버지는 사고로 경추 이하 신경마비로 불편한 몸이셔서 외동딸이었던 제가 전적으로 돌보아 드려야 하는 형편이라 참 힘들고 스트레스가 많이 쌓여 갔습니다. 설상가상으로 결혼 후 불임과 자궁 내 출혈로 병원에서 '자궁내막증' 진단을 받고 수술과 호르몬 치료를 받게 되었습니다.

치료 시작 후 한 달 만에 체중이 30kg이 불어나 95kg이 되었습니다. 체중이 급격하게 늘다 보니 무릎 관절에 무리가 오고, 면역력까지 떨어져 안면마비, 대상포진, 한포진 등으로 고생을 해야 했습니다. 또한 당뇨와 고콜레스테롤증, 빈혈과 지방간으로 병원과 한의원을 찾아다니는 생활이 시작되었습니다. 더욱이 반복된 다이어트 실패로 건강은 점차 더 나빠져 갔고, 몸과 마음은 지치고 우울증까지 찾아 왔습니다.

아이를 간절히 원했던 저는 아들 넷을 둔 지인에게 아들 낳는 비법을 물으러 갔다가 너무 날씬하고 예뻐진 모습을 보고 깜짝 놀랐습니다. 면역 다이어트를 통해 건강하고 예뻐질 수 있으며, 삶도 바뀔 수 있다는 말에 궁금증이 생겼습니다. 이렇게 시작된 면역 다이어트와의 만남은 제 삶을 완전히 바꾸어 놓는 계기가 되었습니다. 마지막이라는 간절한 마음으로 IDA(면역 다이어트 아카데미)에 등록을 하고 열심히 참여하였습니다. 그동안 많은 약을 먹고 반복된 다이어트 실패로 인해서 몸에 독소가 많이 쌓여서인지 여러 가지 호전반응이 심하게 나타났습니다. 하지만 세심하게 코치해 주시고 격려해 주신 코치님 덕분에 포기하지 않고 믿음을 가지고 지속할 수 있었습니다.

IDA를 통해 유용한 지식을 습득했고 올바른 식생활 습관을 만들어 갔습니다. 12주 만에 17kg을 감량하고, 100 사이즈에서 77 사이즈로 변했습니다. 멋진 몸매뿐만 아니라 그동안 저를 괴롭혔던 건강문제도 신기하게 좋아졌습니다. 당화혈색소, 콜레스테롤, 간수치가 정상으로 돌아오고 빈혈도 좋아졌습니다. 당연히 약을 더 이상 먹지 않아도 되었지요. 화보도 찍고 IDA 워킹쇼에 참여해서 잊지 못할 특별한 경험도 했습니다.

면역 다이어트를 만나기 전에는 상상도 하지 못했던 놀라운 일들이 현실이 되었습니다. 긍정 에너지를 찾았고, 자존감도 회복했으며 제 자신을 더 사랑하게 되었습니다. 55 사이즈를 위해 언젠가 면역 해독 여행을 다시 떠나 보려 합니다. 앞으로 더욱 반짝반짝 빛나는 보석 같은 제 자신이 될 것입니다.

지방흡입 수술은 요술지팡이?

2006년에 개봉해서 히트를 한 김아중 주연의 〈미녀는 괴로워〉라는 영화가 있다. 천상의 목소리를 가졌지만 뚱뚱한 몸매로 다른 가수의 립싱크에 대신 노래를 불러 주는 '얼굴 없는 가수' 신세인 주인공이 전신성형을 감행하고 일 년 뒤에 늘씬한 미녀가수로 변신해 나타나 벌어지는 해프닝을 다룬 영화다. 굉장한 인기를 얻었던 터라 이 영화 이후 우리나라에 성형열풍이 불었다는 우스갯소리도 생겨날 정도였다.

지방흡입 수술을 하고 나면 다 영화 주인공처럼 변할 것이라 오해하는 사람들이 많다. 지방흡입 수술만 받고 나면 마법처럼 완전 새로운 몸으로 태어날 수 있는 것일까? '지방흡입 수술 광고'를 보면 마치 그렇게 느껴지기도 한다. 하지만 실제와는 많은 거리감이 있다. 수술을 하고 나면 절대로 다시 살이 찌는 않는 것처럼 착각하게 만드는 광고들도 많지만 실상은 그렇지 않다. 좋지 않은 식생활 습관이 개선되고 지켜지지 않는다면 몸매 유지는 어렵다.

지방흡입 수술은
비만 해결사가 아니다

지방흡입 수술(liposuction)은 가장 짧은 시간에 가장 효과적으로 체지방을 제거할 수 있는 방법이다. 전 세계적으로 가장 인기 있는 수술 중 하나이고 우리나라에서도 대표적인 체형성형으로 증가 추세에 있다. 수술은 특정 부위만 부분적으로 할 수도 있고, 전신을 할 수도 있다. 그러나 단 몇 시간 자고 깨어나면 마치 요술이라도 부린 양 날씬한 몸으로 변해 있을 거라 생각한다면 큰 오산이다. 수술이 끝났다고 해서 끝이 아니다. 감내해야 할 수술 후 통증, 부기와 멍, 그리고 긴 회복과정이 남아 있다. 간혹 부작용과 후유증으로 고생할 수도 있고 비싼 수술비용도 부담이 될 수 있다.

지방흡입 수술은 비만을 해결해 주는 만능열쇠가 결코 아니다. 전신 지방흡입 수술을 한다고 해서 신체 모든 부위의 피하지방을 다 제거할 수도 없는 노릇이다. 과도한 지방 축적으로 망가진 몸에서 부분 부분 피부 밑 지방만 흡입해 전체적으로 날씬하고 예쁜 몸매 라인으로 바로잡아 주는 것이 지방흡입 수술이다. 비만은 피하지방(피부 바로 밑에 있는 지방)뿐만 아니라 과도한 내장지방이 문제다. 지방흡입 수술은 피하지방은 선택적으로 제거할 수 있지만 내장지방은 절대 해결해 주지 못한다. 그러므로 내장지방으로 인한 각종 대사성 질환이나 건강 문제를 좋아지게 하는 것도 당연히 불가능하다. 지방흡입 수술은 적절한 식이요법과 운동 후에도 남아 있는 국소지방을 해결하는 데 도움을 주는 보조적 방법이라는 사실을 잊지 말자.

지방흡입 수술을 받으면 요요가 없다?

상담을 하다 보면 다이어트 후 매번 찾아오는 요요가 지겨워 아예 지방흡입 수술을 받으러 왔다는 사람들을 보게 된다. 이들은 한결같이 지방흡입 수술을 받고 나면 지겨운 지방과는 영원히 작별을 고할 수 있을 거라고 굳게 믿고 있다. 그렇게 믿는 데도 나름 이유는 있다. 지방 흡입 수술 광고에 꼭 붙어 다니는 '절대로 살이 다시 찌지 않는다'는 문구를 무한 신뢰하기 때문이다. 지방흡입 수술을 받고 나면 정말 살이 다시 찌지 않는 것일까? 요요와는 영원히 이별을 고할 수 있는 것일까?

일반 다이어트를 하면 지방세포 수는 변함이 없고 지방세포 사이즈가 감소한다. 반면에 흡입 수술을 하면 지방세포 수 자체가 감소하기 때문에 절대로 다시 살이 찌지 않을 것이라 대부분 생각한다. 이러한 생각을 여지없이 무너뜨리는 흥미로운 연구결과가 국제 학술지 비만(Obesity)호에 실렸다. 미국 콜로라도 대학의 헤르난데스 박사와 메켈 박사 연구팀의 연구결과는 놀랍게도 '지방흡입 수술로 제거된 지방은 일 년 후 원래 수준으로 모두 돌아왔다'는 것이다. 그런데 재미있는 것은 다시 생긴

지방이 원래 수술 부위가 아닌 전혀 다른 곳에 새로 늘어났다는 것이다. 아랫배와 허벅지에서 지방흡입을 하고 일 년 뒤에 살펴보니 윗배, 팔뚝, 어깨 주변에 지방이 늘어나 있는 것을 관찰할 수 있었다.

우리 몸은 항상성을 가지고 있어서 체중과 체지방을 일정하게 유지하려고 한다. 체중과 체지방에 갑작스러운 변화가 생기면 원래 수준의 세팅 포인트로 돌아가려는 경향이 있다. 이 요요현상이 흡입 수술이라고 예외는 아니다. 지방흡입 수술은 지방세포를 흡입해서 제거하기 때문에 수술 부위는 지방세포 수가 절대적으로 감소하게 된다. 따라서 수술 부위는 살이 다시 찌기는 어렵지만 수술하지 않는 부위는 얼마든지 살이 찔 수 있다는 말이다.

그렇다면 왜 수술 받은 부위가 아닌 다른 부위에 지방이 늘어나는 것일까? 수술 부위는 지방세포 수가 절대적으로 줄어들어 남아 있는 지방세포가 다시 커진다고 하더라도 수술 전의 상태로 쉽게 돌아가진 않는다. 또한 흡입 수술로 인해 파괴된 주변 정상조직 구조물들이 치유되는 과정 중에 필수적으로 따라오는 유착과 섬유화 때문에 남아 있는 지방세포가 커지기 쉽지 않다. 이런 이유로 체중이 늘더라도 수술 부위가 아닌 다른 부위에 지방이 축적되는 풍선효과가 나타나게 되는 것이다.

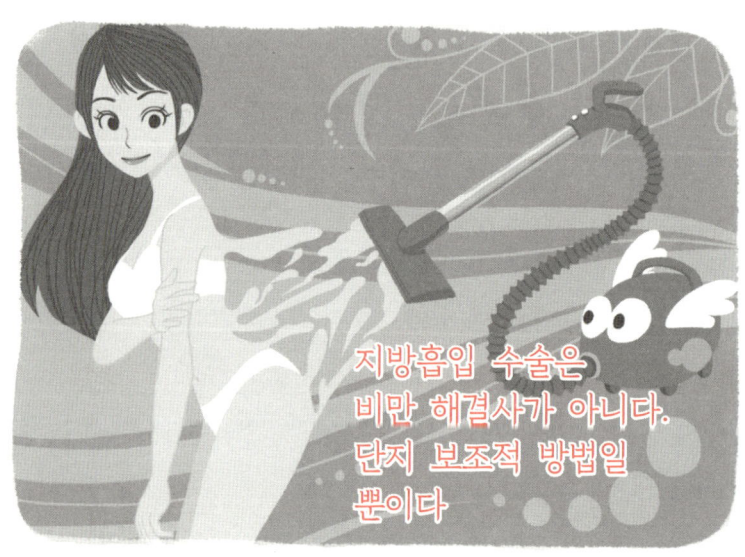

다시 찾은 나의 인생

한정순(가명. 여, 62세) 수기
- 4주 만에 10kg 감량(62kg → 52kg)
- 77 사이즈 → 55 사이즈
- 3년째 유지

30년 가까이 수많은 다이어트를 하느라 많은 돈과 에너지를 낭비하였습니다. 전신 지방흡입 수술에 들인 돈만 해도 엄청났습니다. 그러나 요요와 심각한 복부 비만은 여러 가지 건강문제를 안겨 주었습니다. '더 이상 내 인생에 다이어트는 없다'라고 생각하며 포기하고 살았습니다.

그러다 두 딸이 면역 다이어트를 통해 20kg을 건강하게 감량해 정말 예뻐지는 모습을 보고 저도 도전하게 되었습니다. 놀랍게도 면역 다이어트는 저에게 건강뿐만 아니라 새로운 인생을 선물해 주었습니다. 그동안 먹어 왔던 고혈압 약, 고지혈증 약, 역류성 식도염 약을 더 이상 먹지 않아도 되었습니다. 무엇보다 만성 피로로 힘들어했었는데 몸이 그렇게 새털처럼 가볍고 개운할 수가 없습니다.

IDA(면역 다이어트 아카데미)에서 잘못된 식생활 습관에 대해 배우며 좋은 습관이 몸에 배도록 조금씩 실천해 나갔습니다. 건강기능식품을 통해 부족해지기 쉬운 영양소를 충분히 공급함과 동시에 무너진 면역 밸런스를 잡아 주었습니다. 그동안 즐겨 먹던 건강에 좋지 않은 음식들을 멀리하고, 대신 신선한 채소와 과일로 대체했습니다. 운동은 특별히 하지 않고 생활 속에서 가능한 많이 움직이고 걸었습니다.

한 달 만에 10kg을 건강하게 감량해서 62kg에서 52kg으로, 77 사이즈에서 55 사이즈로 태어났습니다. 그동안 출렁이던 뱃살을 감추느라 펑퍼짐한 옷만 입었는데 예쁜 정장을 자신 있게 입을 수 있어서 얼마나 좋은지 모르겠습니다. 주위에서 '소녀 같다'고 농담조로 많이 말합니다. 학창시절 날씬하던 때로 돌아간 것 같아 하루하루가 행복합니다. 3년 가까이 잘 유지하고 있으니 이 또한 신기하고 놀라울 따름이지요. 꽃꽂이, 선물 포장 강사로 25년 동안 일해 오다 모든 꿈을 접고 쉬고 있었는데, 늦은 나이지만 면역 다이어트를 만나 새로운 인생을 살고 있습니다.

4장

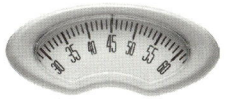

운동으로 살 뺀다고?
: 운동은 조연일 뿐이다

운동만으로
살 뺄 생각은 버려라

**운동은
조연일 뿐이다**

체중 감량을 위해서는 적게 먹고 많이 움직여야 한다. 다이어트에 운동은 식이요법과 늘 함께 붙어 다니는 단짝이다. 그런데 단짝인 식이요법은 한쪽 구석에 팽개쳐 두고, 음식은 아무거나 먹고 싶은 것 마음대로 먹는다. 그리고선 운동만 열심히 하면 '살은 대번에 빠질 거야!'라며 운동에 집착하는 사람들이 많다.

실제로 음식 조절로 칼로리 섭취를 줄이는 것이 운동으로 칼로리를 소비하는 것보다 훨씬 효율적이고 실현 가능성이 높다. 다이어트를 10할이라고 한다면 식이조절이 9할, 운동이 1할이다.

이렇게 반문하는 독자가 있을지 모르겠다. "나는 운동으로 살을 뺐는

데 무슨 소리냐!"며 운동 예찬을 하면서 말이다. 운동으로 좋은 결과를 얻었다니 정말 잘된 일이고 진심으로 축하를 받아 마땅하다. 하지만 그런 경우는 아주 적고, 그렇지 않은 사람이 훨씬 더 많은 것이 현실이다. 한 조사에 의하면 4천 명의 다이어트 성공 사례 중에서 운동만으로 성공한 사람은 1%에 지나지 않는다. 운동과 식이요법을 병행했을 경우 89%가 성공했다. 운동을 죽어라 한다 해도 먹는 것을 조절하지 않는다면 실패를 예약한 것과 다를 바 없다. 애초 1% 성공률을 보고 도전하는 승산 없는 게임을 하는 셈이기 때문이다. 운동은 다이어트 왕도가 아니다. 단지 조연에 불과하다.

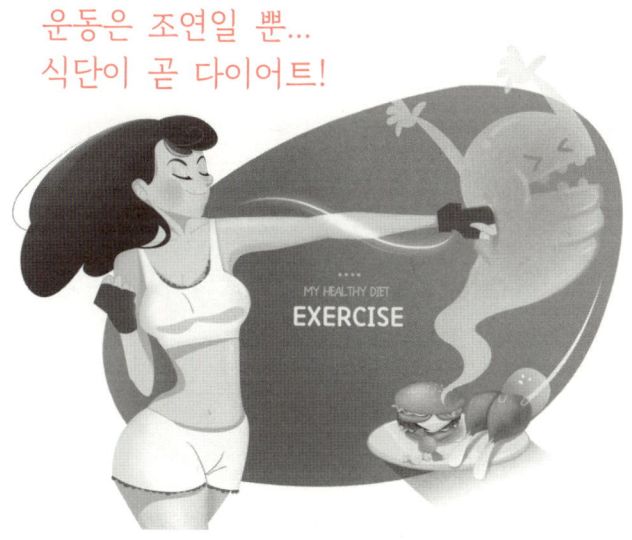

운동으로 얼마나 뺄 수 있을까?

한 달 내내 하루도 빠짐없이 운동을 한다면 살은 얼마나 빠질 수 있을까? 매일 30분 정도씩 숨이 차게 달리기를 한다고 치자. 그러면 약 300kcal를 소비한다. 지방 1g은 약 7kcal에 해당(지방 1g은 보통 9kcal에 해당되나 지방세포 기능에 필요한 단백질과 물이 약간 포함되어 있어 몸속에서 대사되어 나타나는 실제 열량은 7~8kcal 정도다)되므로 하루에 살(지방) 40g 정도를 태우는 셈이 된다. 하루도 거르지 않고 한 달을 꼬박 운동을 한다 해도 단지 1.2kg의 체중 감량 효과를 볼 뿐이다. 밥 한 공기의 열량은 약 300kcal다. 30분 동안 헉헉거리며 약 5km를 뛰어야 밥 한 공기에 해당하는 칼로리를 소모할 수가 있다.

만약 밥 대신 라면 한 그릇(500kcal)을 먹었다면 한 시간을 달려야 겨우 열량을 태워 없앨 수 있다. 하루에 밥 한 공기 덜 먹는 것이 힘들게 운동하는 것보다는 훨씬 쉽고 효과적이라는 말이다. 한 끼에 1/3공기씩만 줄여도 되니 그리 어려운 일도 아니다. 만약 하루에 밥을 반 공기만 덜 먹는다면 150kcal를 덜 섭취하게 되는 셈이다. 이것을 운동으로 소모하려고 한다면, 35분간 2.8Km 걷기, 15분간 2.4Km 달리기, 30분간 자전거 타기, 또는 15분간 줄넘기를 해야 한다.

운동을 많이 하려고 하기보다 차라리 먹는 것을 줄이는 것이 현명하다. 그렇다고 정확한 지식 없이 무분별하게 식사를 제한하는 다이어트는 부작용과 요요로 이어질 뿐이다. 운동은 건강하고 탄력 있는 몸매를 위해 필요하지만 운동은 다이어트에 충분조건이지 필수조건은 아니라는 말이다.

식품 섭취 칼로리 VS 신체활동 소비 칼로리

식품	칼로리	손빨래, 부엌일	걷기, 자전거	수영	달리기
설탕크림 커피 1잔	40kcal	18분	10분	7분	5분
바나나 1개	100kcal	45분	25분	17분	12분
콜라/사이다 1잔	100kcal	45분	25분	17분	12분
베이글 1개	120kcal	1시간	30분	20분	14분
초코파이 1개	140kcal	1시간 5분	35분	24분	17분
닭튀김 1개	230kcal	1시간 45분	55분	39분	28분
피자 1쪽	250kcal	2시간	1시간	43분	30분
햄버거 1개	270kcal	2시간 10분	1시간 5분	46분	32분
라면 1개	500kcal	3시간	2시간	1시간 25분	1시간
포테이토칩 1봉지	540kcal	3시간 20분	2시간 10분	1시간 30분	1시간 5분
짜장면 1그릇	540kcal	3시간 20분	2시간 10분	1시간 30분	1시간 5분

운동의 교묘한 함정에 속지 마라

다이어트에 실패한 사람들에게 이유를 물으면 한결같이 하는 말이 있다. "살이 찐 건 운동을 안 해서"이며, "실패한 건 운동을 못 해서" 그렇단다. 현대인은 운동이 부족한 것은 사실이다. 바쁘기 때문에도 그렇고,

많이 움직이지 않아도 되는 생활환경 때문이기도 하다. 그동안 게을러 자기관리도 못 한 자신을 탓하며 살을 빼기 위해서 지금 이 순간에도 열심히 운동에 매달리고 있는 사람들이 많다.

그러나 운동만으로 살이 빠질 거라고 믿는다면 착각이다. 체중 감량에서 운동은 생각보다 효율이 낮다. 즉 다이어트 성패는 운동보다 식단에 의해 좌우된다. 아무리 운동을 열심히 해도 식이조절을 하지 않는다면 체중 감량에 성공하기 어렵다. 그럼에도 사람들은 운동에 집착하는 경향이 있다. 왜일까? 운동은 소비되는 칼로리 양에 비해 심리적으로 성취감이 크고, 보상심리가 작동한다는 함정이 숨어 있기 때문이다.

운동을 나름 열심히 하는데도 다이어트엔 늘 실패하는 우리를 한번 돌아보자. 러닝머신 위에서 30분간 거친 숨을 몰아가며 땀에 흠뻑 젖도록 달린다. 오늘도 해냈다는 뿌듯한 성취감에 힘들고 고단했던 고통의 기억은 어느새 자취를 감춘다. '열심히 운동해서 칼로리 소모를 했으니 조금 먹어도 돼!'라고 뇌가 달콤하게 속삭인다. 보상심리를 슬그머니 건드리는 것이다. 허기도 옆에서 슬쩍 부추긴다. 자신도 모르게 무장해제가 된 채 롤케이크 한 조각(330kcal)을 아주 행복하게 먹어치운다. 그리고 갈증을 달래기 위해 냉장고에서 시원한 이온음료 한 병을 집어 든다. 아뿔싸, 오늘 한 운동은 허사가 돼 버리는 순간이다. 러닝머신에서 30분간 고생한 대가(약 300kcal)를 롤케이크 한 조각과 맞바꾼 셈이다. 게다가 음료수까지 먹었으니 오히려 칼로리를 더 섭취한 꼴이 됐다. 후회한들 이미 엎질러진 물이다.

운동을 하면 간과 근육에 저장되어 있는 비상용 에너지인 글리코겐이라는 당질이 먼저 소비된다. 글리코겐이 다 소모되고 나면 우리 몸은 서둘러 원상태로 복구해서 비상시를 대비하려고 한다. 그래서 운동을 한 후에는 당질이 당기게 된다. 밥, 빵, 면, 초콜릿, 과자 등의 유혹에 빠지기 쉬운 이유다. 또한 운동 후 미친 듯이 고개를 내미는 식욕은 다이어트 발목을 잡는 걸림돌이다.

다이어트를 다루는 TV 프로그램에는 운동으로 살을 빼주고 유명세를 타는 트레이너와 연예인이 어김없이 등장한다. 그들은 멋진 복근과 늘씬한 몸매로 보는 이들의 눈을 사로잡고서 그들이 알려 주는 운동을 따라 하면 그들과 같은 몸매를 가지게 될 거라는 강한 믿음을 심어 준다. 많은 사람들이 그들이 살 빼는 데 좋다고 선전하는 운동기구나 식품에 아낌없이 지갑을 연다. 그리고 그들이 선전하는 운동기구를 애용하며 그들이 알려 주는 운동을 열심히 따라 한다. 그런데 얼마 못 가 포기하게 되고, 살 빼는 데도 실패한다. 그들처럼 운동을 많이 못했으니 실패는 당연하며 오롯이 내 탓이라 여긴다. 그러나 당신이 간과하는 사실이 하나 있다. 그들은 운동만 죽어라 하지 않는다. 그들은 고통을 인내하며 처절하게 운동을 함과 동시에 혹독한 식단조절을 하고 있다는 것이다. 어찌 보면 순진한 우리는 속고 있는 것이다.

행복으로 이끄는 믿음

이예지(가명. 여, 37세) 수기
- 8주 만에 21kg 감량(91kg → 70kg)
- 99 사이즈 → 66반 사이즈
- 2년째 유지

미시들의 영원한 로망인 55 사이즈는 저에게는 영원히 성취할 수 없는 남의 이야기인 줄로만 생각했습니다. 많은 다이어트를 하다 포기하고 살던 중에 건강에 적신호가 켜졌습니다. 선근종과 고지혈증으로 의사로부터 살을 빼라는 강력한 권고를 받았습니다. 더 이상은 미룰 수도, 회피할 수도 없는 상황에서 만난 면역 다이어트는 저에게 행복으로 가는 길을 밝혀 주는 등불이었습니다. 막상 하려고 하니 '정말 내가 성공적으로 살을 뺄 수 있을까?' '부작용 없이 건강이 좋아질 수 있을까?' 하는 걱정과 두려움이 들어 망설여졌습니다. 그러나 IDA(면역 다이어트 아카데미)에 등록해 배우며, 코치님의 자상한 안내와 격려 덕분에 믿음이 생겼습니다. 긍정적인 마음으로 믿음을 가지고 코치하는 대로 따라서만 하다 보니 매일 매일 몸매가 변화되었고 건강해지는 느낌이 들어 행복해졌습니다. 할 수 있다는 자신감까지 갖게 해 주었습니다.

8주 만에 21kg을 감량하여 91kg에서 70kg으로, 99 사이즈에서 66반 사이즈로 바뀌었습니다. 아직 55 사이즈에는 미치지 못했지만 건강도 좋아졌고, 자존감도 회복했습니다. 담당 의사선생님의 깜짝 놀라는 모습을 보면서 또 다른 만족감과 성취감을 느낍니다. 몸이 달라지니 세상이 다 아름답고 모든 것이 행복하기만 합니다.

부위별 살 빼주는 운동은 없다

다이어트 하는 많은 여성들이 '원하는 부위의 살을 빼주는 운동이 있다'고 믿고 있고, 실제로 그런 운동을 열심히 따라 한다. 이는 대표적인 잘못된 상식 중 하나다. 이처럼 일반인들이 잘못 인식하게 된 데는 광고와 인터넷의 영향이 크다. 인터넷을 검색하면 '팔뚝살 빼는 운동', '허벅지살 빼는 운동', '뱃살 빼는 운동', 등 헤아릴 수 없을 만큼 수많은 정보들이 올라온다. 하루 5분 혹은 10분씩만 2~4주만 투자하면 누구나 부러워하는 섹시한 몸매를 만들 수 있으니 'ㅇㅇ 살 빼기 프로젝트'에 도전해 보라며 유혹을 한다. 정말 그들의 말대로 따라 하면 원하는 부위의 살이 빠지긴 하는 것일까?

특정 부위를 집중적으로 운동한다 해서 그 부위 지방이 줄어들 것이라는 기대는 아예 하지 않는 것이 좋다. 팔운동을 열심히 하면 팔의 근육은 강화될지언정 팔뚝 살이 빠지지는 않는다. 뱃살 빼려고 죽기 살기로 윗몸 일으키기를 한다고 원하는 대로 배의 지방이 줄어들지는 않는다. 복근을 강화하는 데는 효과가 있겠지만 그렇다고 복근이 쉽게 모습을 드러내지도 않는다. 복근 위를 덮고 있는 피하지방과 내장지방이 건재하고 있는 한 복근을 아무리 강화한다고 해도 그 자태를 보여 줄 리 만무하다. 어떤 특정 부위의 지방을 줄이고 싶다면 그 부위를 집중적으로 운동하는 것에 매달리는 것보다 오히려 전체 운동량을 늘리는 것에 집중하는 것이 더 효과적이다.

근육 줄여주는 운동은 없나요?

"제가 여자치고 근육이 좀 많은 편인데요, 근육 줄여 주는 운동 같은 건 없나요? 안 되면 보톡스라도 놔주시면 안 돼요?" 가끔 듣는 당혹스러운 질문이다. 원하는 답을 줄 수 없는 나도 답답하기는 마찬가지다. 근육을 줄이는 운동, 그런 건 아예 존재하지 않으니 말이다. 운동은 근육을 자꾸 사용하고 자극하는 것이므로 운동으로 근육을 줄인다는 것은 이치에 맞지 않는다. '이렇게 운동하면 근육이 줄어들고 가늘어진다'는 그럴듯한 잘못된 정보들에 현혹되지 말자. 여자들은 남자들과 달리 웬만큼 운동해도 그리 쉽게 근육이 커지지도 않지만, 근육이 줄어드는 운동 같은 것은 없다.

근육을 작게 만들고 싶다면 가능한 사용하지 않는 것이 최고의 방법이다. 팔이나 다리를 다쳐 몇 개월 동안 석고붕대(cast)를 하고 나면 팔, 다리 근육이 많이 가늘어진 것을 보게 된다. 오랫동안 병상에 누워 지내는 환자들을 보면 예외 없이 근육이 감소되어 있는 것을 보게 된다. 쓰지 않으면 퇴화하고 당연히 줄어든다.

근육 감소를 유도하는 또 다른 방법은 보톡스를 맞는 방법이다. 요즘 미용 목적으로 보편화된 보톡스 주사는 보툴리눔 독소를 이용하는 간단하면서도 효과 좋은 시술이다. 보톡스 주사는 근육으로 가는 말단신경을 차단해 근육의 움직임을 인위적으로 줄이는 작용을 한다. 저작근(교근)이 발달한 사각턱에 보톡스를 주사하면 턱이 갸름해지고, 종아리 바깥 근육이 발달한 종아리 알에 주사하면 매끈한 종아리로 변하는 신기한 체험을 하게 된다. 그러나 이런 효과는 일정 기간만 지속되기 때문에 반복적인 시술이 필요하다. 또한 사각턱 근육과 종아리알 근육 외의 다른 근육에는 사용할 수가 없다.

예쁜 가슴을 만들어 준다는 운동, 효과가 있는 걸까?

한 설문조사에 의하면 여성들이 가장 하고 싶고, 가장 만족해하는 성형수술로 가슴성형을 꼽았다고 한다. 얼굴성형을 제치고 가슴성형을 더 하고 싶어 한다고 하니 크고 예쁜 가슴은 모든 여성들의 최고의 로망인가 보다. 수많은 광고는 이런 여성들의 심리를 자극하는 미사여구를 동원하여 여성들을 유혹한다. 가슴이 커지고 예뻐진다는 운동, 바르기만 해도 가슴이 커진다는 크림, 입기만 하면 가슴이 커진다는 브라, 먹기만 하면 크고 예쁜 가슴으로 변한다는 건강기능식품 등 종류도 매우 많다. 마사지나 크림, 보정속옷도 이미 허위라는 사실이 입증되었음에도 아직도 버젓이 광고를 하고 있다. 이런 허위·과장 광고에 속아 낭패를 당하는 순진한 여성들이 얼마나 많은지 모른다. 운동이나 크림이나 보정속옷은 가슴을 크고 예쁘게 만들어 주는 요술지팡이가 아니다.

가슴을 예쁘게 만들어 준다는 대표적인 운동인 '플라이'가 있다. 플라이 운동은 가슴을 오므리고 벌리기를 반복함으로써 가슴근육을 중점적으로 단련시키는 운동이다. 유방은 유선조직과 지방으로 구성된 구조물로 가슴근육(대흉근과 소흉근) 위에 위치하고 있다. 당연히 가슴근육을 단련시킨다고 해서 별개 구조물인 유방이 커지고 예뻐지는 일은 절대 없다. 이런 효과를 기대하고 운동에 열심이라면 하루라도 빨리 꿈을 접는 것이 좋다.

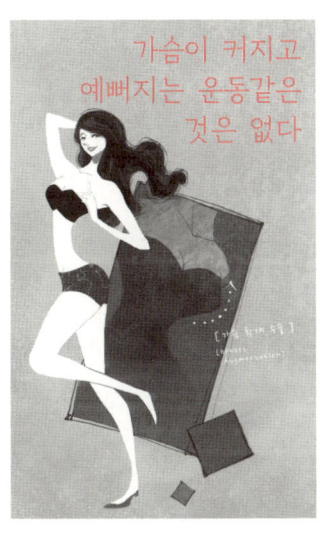

　미혼인 28세 J씨는 대학원 박사과정을 밟고 있다. 결혼을 전제로 만나는 남자 친구도 있다. 그런데 그녀에게는 콤플렉스가 하나 있다. 가슴이 작아 그동안 뽕이 든 브래지어로 적당히 숨기고 다녔지만 결혼을 앞두고는 고민이 이만저만이 아니다. 친구들이 너는 결혼할 때 웨딩드레스 브래지어 안에 패드 서너 개는 넣어야겠다는 농담을 할 때는 절망감마저 들었다. 인터넷을 뒤져 가슴이 커진다는 크림과 브래지어를 사서 열심히 바르고 착용해 보았으나 전혀 효과를 보지 못했다. 피트니스 센터에 등록해 시간 쪼개가며 가슴이 커진다는 가슴운동을 집중적으로 해 보았지만 실망감만 맛보았다. 고민 끝에 엄마와 함께 클리닉을 방문했다. 가슴확대 수술을 받은 후 만족해하며 환하게 웃던 그녀의 모습이 생생하다.

덤으로 얻은 행복

박은혜(가명. 여, 50세) 수기
- 1주 만에 5kg
- 4주 만에 10kg 감량(70kg → 60kg)
- 88 사이즈 → 66 사이즈
- 3년째 유지

고혈압 약을 15년간 먹어 오던 중 어느 날부터인가 아침에 눈을 뜨면 심장이 너무나 두근거리는 부정맥이 생겼습니다. 의사 선생님이 좀 더 지켜보고 약을 먹어 보자고 하면서 "싱겁게 먹고, 살을 빼야 한다"고 주의를 주었습니다. 직장맘으로 아이들을 제대로 보살피지 못하는 안타까움과 미안함에 항상 마음이 아팠는데 '이러다 나에게 문제가 생기면 사랑하는 아이들은 어떡하나?'라는 불안감과 걱정이 들었습니다. 건강을 위해 해독을 하려고 알아보던 중에 시누이로부터 면역 다이어트를 소개받고 난생처음으로 디톡스를 하게 되었습니다.

입고 있던 바지가 매일 매일 조금씩 헐렁해지니 약간의 호전반응은 얼마든지 참을 수 있었고, 변화되는 몸이 신기하기만 했습니다. 사람들은 살 빼기가 어렵다고 하는데 지나고 보니 저한테는 살 빼는 게 참 쉽게 느껴졌습니다. 4주 만에 10kg을 건강하게 감량하고 66 사이즈가 되었습니다. 신기한 것은 20년간 매일 하루에 3~4잔씩 즐겨 마시던 커피믹스를 자연스럽게 끊게 되었다는 것입니다. 해독 후 미각이 살아나고 건강한 몸으로 바뀌니 예전의 그 맛이 아니었습니다. 혈압이 조정되어 혈압 약을 끊게 되었고, 갱년기 증상도 좋아지는 놀라운 체험을 했습니다. 덤으로 예쁜 몸매까지 얻었구요. 일회용 커피도, 평생 먹어야 한다는 고혈압 약도 끊게 되어 좋고, 물 마시는 습관과 올바른 식습관을 기르게 되어 일석 몇조인지 모르겠습니다. 면역 다이어트가 고맙고, 코치님이 감사할 뿐입니다.

근육만 키우면
요요는 안녕?

조사에 의하면 실제 체중 감량 후 2년 이상 유지하는 경우는 5%에 불과하다고 알려져 있다. 살을 빼기도 어렵지만, 유지는 더더욱 어렵다는 얘기다. 요요현상을 막는 다이어트 비법으로 근력운동을 통한 근육증가가 요즘 각광받고 있다. 웨이트 트레이닝의 중요성을 강조할 때 단골로 등장하는 명제가 '운동을 해서 근육량을 키우면 기초대사량이 늘어나 살이 잘 안 찌는 몸이 된다'는 것이다. 정말 근육량이 늘어나면 다이어터에게 깊은 절망감을 맛보게 하는 지긋지긋한 요요에서 벗어 날 수 있는 것일까?

근육, 기초대사량 올리는 마법의 열쇠인가?

하루에 소비되는 총 칼로리의 양은 기초대사량에 활동대사량을 합친 값이다. 일반적으로 여성의 하루 기초대사량은 약 1,200kcal, 남성은 약 1,500kcal다. 여기에 활동 대사량을 더한 하루 총 소비 칼로리는 여성은 약 1,900kcal, 남성은 약 2,400kcal 정도다.

기초대사량이란 기초적인 생명활동을 유지하는 데 사용되는 에너지양이다. 심장을 정상적으로 뛰게 하고, 두뇌가 안정적으로 작동하게 하며, 체온을 일정하게 유지하는 등 종일 아무것도 하지 않고 숨만 쉬고 있어도 소모되는 에너지를 말한다. 기초대사량의 대부분(80%)은 내장이 담당한다. 간, 뇌, 신장, 심장 등과 같은 내장은 우리 의지로 조절할 수 없는 장기이다(불수의근). 하지만 근육은 우리 의지로 조절이 가능한 수의근으로 기초대사량의 약 20%를 차지한다. 같은 몸무게라도 근육량이 많으면 에너지를 더 쓰고, 적으면 에너지를 덜 쓴다. 따라서 근육을 많이 만들수록 기초대사량이 올라가 자동으로 에너지 소비를 많이 하니 요요가 오지 않는 축복받은 몸으로 변할 것 같다. 아주 매력적인 얘기다. 정말 그럴까?

그렇다면 근육량을 키우면 기초대사량은 얼마나 올라갈 수 있을까? 근육 1kg이 증가했을 때 기초대사량은 대략 15~30kcal 증가한다고 한다. 생각보다 증가 폭은 그리 크지 않다. 하루에 밥 반 공기(150kcal)를 덜 먹는 효과를 얻으려면 근육을 5kg은 늘려야 하고, 근육을 최소한

10kg 정도 늘려야 하루에 밥 한 공기(300kcal)를 덜 먹는 것과 같은 효과를 얻을 수 있다. 그런데 근육을 이렇게 늘리는 것은 현실적으로 거의 불가능하다.

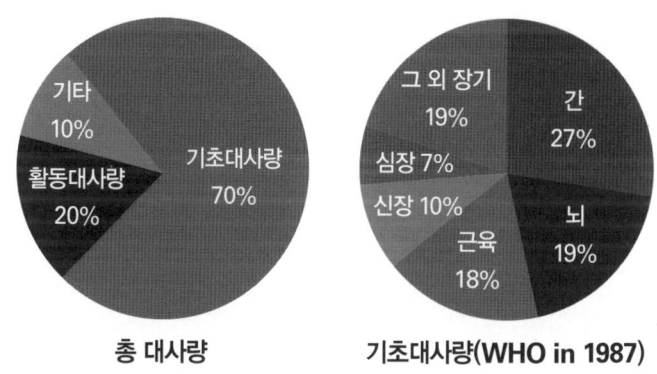

총 대사량 / 기초대사량(WHO in 1987)

충분한 단백질 섭취와 영양제 보충제의 도움을 받으며 열심히 근력운동을 한다면 근육량을 꽤 만들 수 있을 것 같다. 하지만 실망스럽게도 죽어라 운동을 해도 한 달에 근육량 1kg 늘리기가 정말 쉽지 않다. 전문 운동선수에게도 다이어트하면서 근육 1kg을 늘리는 것은 무척 어려운 일이다. 그래서 그들은 근육량을 늘리기 위해 다른 방법을 사용한다.

먼저 근력운동과 충분한 단백질을 섭취하면서 동시에 일부러 칼로리 섭취를 많이 해 최대한 몸집을 불리는 것 즉 벌크업(bulk-up)에 집중한다. 그러면 근육과 함께 지방량도 동시에 증가하게 된다. 이때는 멋진 몸매는커녕 옆집 아저씨 같은 펑퍼짐한 몸매가 된다.

그런 다음 중요한 시합이나 프로필 사진을 찍는 날을 얼마 남겨 놓고

'지방 깎기 작업(Fat cutting)'을 한다. 이때부터는 혹독한 식이요법을 통해 체지방을 걷어 내는 것이다. 이 기간에는 당연히 체지방 감소뿐만 아니라 불가피하게 일부 근육 손실도 따라온다. 하지만 벌크업을 통해 최대한 근육을 불려 놓은 상태라 근육 손실이 일부 있다 해도 별문제가 되지 않는다. 부러움을 자아내는 그들의 멋진 몸매는 이런 눈물겨운 노력과 혹독한 훈련을 인내한 뒤의 결과물인 것이다. 흥미로운 사실은 그 뒤로 멋진 몸매를 계속해서 유지하는 경우는 많지 않다는 사실이다.

꾸준함의 미학, 요요 막는 최고의 비법이다

이상적인 다이어트는 체지방은 싹 빼고, 근육은 쭉 올리는 것이다. 문제는 다이어트 하면서 근육을 늘리는 일은 쉽지 않다는 것이다. 다이어트를 하면 대개 체지방과 근육이 함께 빠지기 때문이다. 따라서 다이어트 할 때 근육량을 증가시키는 데 목표를 두기보다는 '근육은 가능한 최대한 유지하고, 지방만 선택적으로 줄이는 데 집중하는 것'이 보다 현명하다.

순수한 근육 1kg을 만들려면 엄청난 노력과 시간이 필요하다. 힘들게 근육량을 늘려 기초대사량을 올리려고 노력하는 것은 다이어트에는 그다지 효율적이지 못하다는 얘기다. 그렇다고 운동이 쓸모가 없다거나, 운동을 하지 말라는 말이 아니다. 결코 무시하거나 간과할 수 없는 이유는 하루 기초대사량으로 치면 적은 양이지만 3개월, 6개월, 일 년 이상 꾸준히 누적되면 상당한 양이기 때문이다.

근육이라는 녀석은 한번 만들어 놓았다고 하여 계속 그 상태를 유지하지 않는다. 힘들게 만들어 놓아도 사용하지 않으면 줄어들기 마련이다. 다이어트에 성공했다 해서 그걸로 끝이 아니다. 꾸준히 사용해야 효과를 지속할 수 있다. 그러기 위해서는 자신에게 맞는 즐겁고 현실적인 운동을 찾아서 해야 하고, 일상생활에서 운동효과를 볼 수 있도록 많이 움직이고 적극적으로 활동해야 한다. 다이어트는 단거리 달리기가 아니라 마라톤과 같은 장거리 달리기와 같다. 식이조절도, 운동도 끝이 아니고 꾸준히 하는 것만이 최대의 효과를 볼 수 있는 최고의 방법이다. 느리고 더딘 것 같아도 꾸준함을 이길 방도는 없다. 요요를 막는 최고의 비법은 바로 '꾸준함'이다.

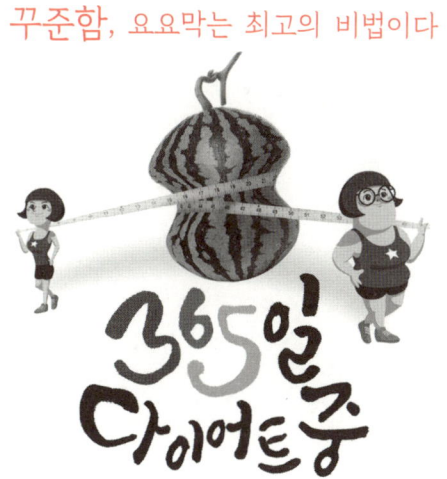

나에게도 이런 행운이

이혜림(가명. 여, 54세) 수기
- 8주 만에 14kg 감량(62kg → 48kg)
- 77 사이즈 → 55 사이즈
- 2년째 유지

만성위염과 만성피로로 오랫동안 고생하고 있었고, 무거워진 몸으로 무릎 관절도 점차 나빠져 갔습니다. 조카가 면역 다이어트를 권했을 때 다이어트 실패 경험이 여러 번 있어서 많이 망설였습니다. 조카사위가 건강하게 10kg을 감량한 모습을 보고 신뢰가 생겨 시작하게 되었습니다. 처음엔 5kg 정도만 빼서 건강에 도움이 되기를 바라고 시작했습니다. 그러나 예전에 했던 다이어트에 비해 배가 고프지도 않았고, 에너지가 떨어지지도 않아 크게 힘들지 않게 감량을 할 수 있었습니다. 배고픈 다이어트는 실패할 수밖에 없기 때문에 충분한 영양공급과 면역력은 올려 주고, 공복 호르몬이 나오지 않도록 의학적이고 생리적으로 프로그램을 만들어 놓기 때문에 가능하다는 설명을 듣고 체험해 보니 그 말이 사실이었습니다. 8주 만에 14kg이 감량되어 55 사이즈가 되었습니다. 몸도 마음도 날아갈 듯 너무나 가볍고 마치 딴 세상을 사는 듯 착각이 들 정도였습니다. 면역 다이어트를 만난 것은 저에겐 엄청난 행운입니다. 주변 사람들에게 제가 경험한 놀라운 면역 다이어트를 열심히 전하고 있습니다.

그래도
운동은 해야 한다

운동만으로는 체중 감량을 하기는 어렵다. 하지만 식이요법과 함께 운동을 병행한다면 더욱 효과적으로 체중 감량을 할 수 있다. 운동은 체중 감량에 절대적으로 필요한 요소는 아니지만 운동을 함으로써 얻는 부가적인 이득은 결코 무시할 수 없다.

적당한 운동은
건강상 많은 이점이 있다

▶ 건강한 체중 조절

운동은 신진대사를 활성화시켜 추가로 칼로리 소비를 촉진한다. 근육 강화를 통해 기초대사량을 증진시켜 요요가 적은 체질로 바꾸어 줄 뿐만 아니라 더욱 탄력 있는 예쁜 몸매가 된다. 교감신경을 자극하고, 쾌

락중추를 자극하는 엔돌핀 분비를 촉진하여 식욕 억제에 도움이 된다. 그러나 과도한 운동은 식욕 폭발을 일으킬 수가 있으므로 주의해야 한다.

▶ 조기 사망 감소

심폐지구력이 좋아지고, 심장근육을 강하게 한다. 일주일에 30분 이하의 신체활동을 하는 사람에 비해 약 7시간의 신체활동을 하는 사람들은 조기 사망위험이 40%나 낮다.

▶ 근골격 건강 증진

근력과 근지구력이 향상된다. 근육량이 증가하면 골다공증의 위험을 줄일 수 있다. 또한 기초대사량이 늘어나 살찌지 않는 몸으로 바뀐다.

▶ 각종 대사질환 개선

혈당을 감소시키고, 인슐린 저항성이 개선되어 당뇨병의 개선 및 예방에 도움이 된다. 혈중 지질(나쁜 콜레스테롤)이 개선되고 혈관이 깨끗해져 고혈압, 심혈관질환, 뇌혈관질환 등의 발병률을 낮춰 준다.

▶ 정신건강 증진

적당한 운동은 세로토닌의 분비를 촉진하여 불안과 우울증이 감소된다. 행복한 감정이 들게 만들어 정신건강에 좋다.

운동 전
체크할 사항

운동은 자신에게 맞는 적당한 운동을 하는 것이 좋다. 나이, 몸 상태, 자신의 능력을 벗어난 무리한 운동은 오히려 득보다 실이 많다. 평소 심혈관 질환, 당뇨병, 고혈압, 빈혈 등이 있는 사람은 전문의와 상의를 한 후 운동을 하는 것이 좋다. 가슴에 통증을 느낀 적이 있거나, 현기증이나 두통, 의식소실 등의 경험이 있는 경우, 뼈나 관절에 문제가 있는 경우도 미리 검사나 상담을 할 필요가 있다.

하루 30분 정도, 주 5회 이상 운동을 해야 효과적이다. 시간이 없다면 격일로라도 3회 이상은 하는 것이 좋다. 비만한 사람이 처음 운동을 한다면 천천히 걷는 운동부터 시작하는 것이 좋다. 낮은 강도에서 시작해 적응이 되면 점차 시간, 강도, 빈도를 늘려 가는 것이 좋다. 만약 운동 경험이 전혀 없거나 체력이 약해 한 번에 30분을 하기 어렵다면 10분씩 나누어 운동을 하되 하루 전체 운동시간이 30분 정도가 되도록 하는 것도 방법이다. 체력은 되는데 정 시간이 없다면 고강도 인터벌 운동을 하는 것도 방법이다.

운동의 효과를 맹신하거나, 운동에 집착하는 것도 좋지 않다. 운동으로 스트레스를 받는다면 차라리 그만두는 것이 낫다. 사람마다 취향과 상황이 다르므로 자신이 좋아하고 즐겁게 할 수 있는 운동을 찾아서 하는 것이 좋다. 그래야 포기하지 않고 오래 계속할 수가 있다. 정 시간이 없다면 굳이 없는 시간 만들어 운동할 필요는 없다. 따로 시간을 내지 않아도 생활 속 자투리 시간을 활용한다면 힘들이지 않고도 매일 매일 좋은 운동 습관을 만들어 갈 수 있고 충분히 운동효과를 얻을 수도 있다.

적당한 운동의 이점

- 건강한 체중 조절
- 근골격 건강 증진
- 조기 사망 감소
- 정신건강 증진
- 각종 대사질환 개선

이렇게 좋을 수가

유수진(가명. 여, 61세) 수기
- 12주 만에 13kg 감량(74kg → 61kg)
- 88 사이즈 → 66 사이즈
- 2년째 유지

젊었을 때는 그럭저럭 견디고 신경 쓰지 않았던 살이 나이가 들면서 허리와 목 디스크, 족저근막염에 무릎 관절까지 무리가 오기 시작했습니다. 체중을 줄이라는 의사의 권유로 다이어트를 몇 차례 해 보았지만 실패와 요요를 경험했습니다. 우연히 지인을 통해 면역 다이어트를 알게 되었고, 크게 기대를 하지 않고 시작했습니다. 그러나 하루하루 달라지는 제 모습이 신기하기도 하고 재미가 있었습니다. 건강도 좋아지고 몸의 라인이 살아나니 아까워 버리지 못해 장롱 속에 잠자던 예쁜 옷을 꺼내 입고 사진도 찍는 재미가 쏠쏠합니다. 경험해 보지 않은 사람은 느낄 수도, 상상할 수도 없는 행복입니다.
면역 다이어트는 단순한 체중 감량이 아닌 면역의 지능을 깨워 만성염증과 비만 바이러스까지 해결해 주어 건강을 회복시켜 주는 놀라운 다이어트라는데 그 말이 사실인 것 같습니다. 제가 변한 모습을 보고 친구들과 지인들이 자기들도 면역 다이어트를 하겠다고 합니다. 그들을 건강과 아름다움으로 인도하는 일이 즐겁고 행복합니다.

5장

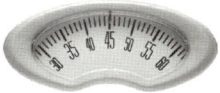

먹는 것이 모든 것이다
: 먹는 것에 모든 답이 있다

맛있는 음식은 유죄?

맛도 있으면서
살 빼는 데 좋은 음식은 없다

음식을 먹는 이유는 우리 몸의 생존에 필요한 에너지와 영양소를 공급받기 위해서다. 그런데 음식을 먹는 즐거움은 음식 맛에 많은 영향을 받는다. 《과식의 종말》의 저자 데이비드 A. 케슬러는 당분, 지방, 소금의 절묘한 조합이 혀에 착 감기는 맛을 만든다고 말한다. 이 맛은 뇌의 쾌감중추를 자극하고, 이 맛을 통해 학습된 즐거움과 쾌감은 뇌에 기억을 통해 각인된다는 것이다. 일단 각인이 되면, 그 음식을 보면 통제력을 잃고 남김없이 다 먹어 치우게 된다고 한다.

슬픈 현실은 맛도 있으면서 살 빼는 데 좋은 음식은 없다는 것이다. 우리가 맛있다고 느끼는 음식들은 부드러운 식감의 지방이 적당히 들어 있고, 달콤한 설탕과 각종 향신료와 인공첨가물이 교묘히 섞여 있다. 이런 음식의 맛이 주는 쾌감은 음식을 쉽게 포기할 수 없도록 우리 입을 단단히 사로잡는다. 문제는 이런 음식들은 대부분 칼로리가 높거나 소화흡수율이 높아 체지방 축적을 일으키고, 건강을 해치는 일등공신이라는 점이다. 입은 천국의 맛을 즐기지만, 몸은 서서히 지옥(?)의 문턱으로 향해 가고 있는 것이다. 살을 빼고 싶다면 맛있는 음식을 참을 줄 알아야 한다.

다이어트를 하겠다고 37세 직장여성이 방문했다. 잦은 출장과 야근, 일에 대한 스트레스로 최근 3년 사이에 11kg 정도가 늘어 더 이상 방치해서는 안 되겠다고 생각했단다. 홈쇼핑이나 인터넷을 통해 다이어트에 도움이 된다는 제품을 몇 차례 주문해 먹었지만 도움이 안 되었다. 지방흡입도 생각해 보았지만 무섭기도 하고 직장 때문에 시간 내기도 쉽지 않아, 먼저 다이어트를 해 보기로 했단다. 그녀는 외식을 자주하고 패스트푸드를 즐겨 먹는다고 한다. 집에서도 배달 음식을 주로 먹는 식습관을 가지고 있었다. 그녀가 다이어트에 성공하기 위해서는 무엇보다 먼저 가공식품과 패스트푸드에 길들여진 입맛과 식습관을 바꾸는 것이 중요했다. 하지만 그녀의 노력은 그리 오래가지 못했다. 자신은 맛있는 음식을 포기하기가 너무 어렵고 힘들다는 것이다. '세상에는 맛있으면서 살 빼는 데 좋은 음식은 왜 없는지 모르겠다!'는 푸념 섞인 그녀의 말이 귓가에 맴돈다.

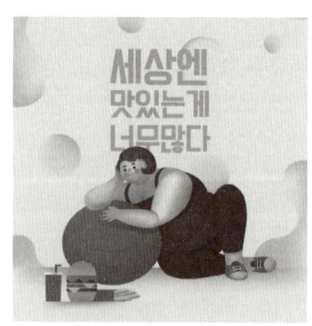

당신이 먹는 것이
바로 당신이 된다

　삶은 선택의 연속이다. 매 순간의 선택이 모여 생활이 되고 삶이 된다. 먹는 것도 매번 선택을 해야 한다. 오늘 식사로 어떤 것을 선택하느냐에 따라 날씬하거나 뚱뚱할 수도 있고, 건강하거나 건강하지 못할 수도 있다. 먹는 것을 현명하게 선택하는 습관을 익히면 평생 건강하고 날씬하게 살 수 있다. 우리의 건강한 몸매와 직결되는 식생활, 어떤 선택을 하느냐에 따라 당신의 몸이 달라진다.

　괴테의 〈파우스트〉가 떠오른다. 파우스트는 악마 메피스토펠레스에게 자신의 영혼을 팔고, 그 대가로 젊음과 쾌락을 누린다. 세상엔 아무런 노력 없이, 대가 없이 얻어지는 것은 없다. 건강과 날씬한 몸매를 저당 잡히고 맛을 택할지, 아니면 맛있는 음식의 유혹을 참고 멋진 몸매를 얻을지는 당신의 선택에 달려 있다. 선택과 결과는 오롯이 당신의 몫이다.

기회는 우연히

최현옥(가명, 여, 51세) 수기
- 2주 만에 12kg 감량(65kg → 53kg)
- 77 사이즈 → 55 사이즈
- 3년째 유지

저는 10년 가까이 수많은 다이어트를 하고 요요를 겪으며 다이어트에 대한 회의와 불신에 가득 차 있었습니다. 그런데 어느 날 지인이 면역 다이어트를 한 후 갑상선 저하로 6년간 먹던 약도 끊고 5일 만에 5kg을 감량하여 건강하고 날씬하게 변한 모습을 보게 되었습니다. 그래서 저도 마지막으로 한 번 더 다이어트를 해보고 싶은 욕구가 슬그머니 생겼습니다.

그렇게 시작한 면역 다이어트를 통해 그동안 나를 괴롭혀왔던 고지혈증, 무릎 관절염, 목과 허리 디스크 증상이 신기하게 좋아져 생활하는 데 지장이 없게 되었습니다. 2주 만에 12kg이 빠지고, 77 사이즈에서 44반 사이즈로 새로 태어났습니다. 3년째 잘 유지하고 있습니다. 살이 빠진 것도 좋지만 부작용 없이 건강을 되찾은 것이 더더욱 기쁘고 행복합니다. 면역 다이어트 코치로 전국을 누비며 강의와 코치를 하느라 바쁘지만 저를 통해 건강과 아름다움을 찾은 사람들로부터 감사하다는 말을 들을 때 보람과 긍지를 느낍니다. 큰 꿈과 비전이 있기에 오늘도 즐겁고 행복합니다.

탄수화물,
달콤함 뒤의 함정

탄수화물은
다이어트 적?

　다이어트 식이요법도 시대에 따라 유행을 탄다. 요즘 탄수화물 섭취를 극도로 제한하는 식이요법들이 인기다. 현대인들은 주로 탄수화물 중독에 빠져 있고, 탄수화물은 우리 몸에 좋지 않으므로 성공적인 다이어트를 위해서는 탄수화물 섭취만 줄이면 된다고 생각을 하는 경향이 있다. 탄수화물은 정말 다이어트의 적일까? 어떻게든 탄수화물만 극도로 줄이면 다이어트에 성공할 수 있는 것일까?
　탄수화물은 뇌와 근육 유지를 위해서도 꼭 필요하다. 뇌는 몸무게의 약 2%밖에 안 되지만, 몸이 사용하는 1일 에너지의 약 20% 정도를 사용한다. 뇌는 에너지원으로 다른 영양소는 거들떠보지도 않고 포도당만을 사용하는 까다로운 식성을 가지고 있다. 수천억 개의 뇌신경세포가 제대로 움직이기 위해서는 적절한 탄수화물이 지속해서 원활하게 공급되어야 한다. 따라서 우리 몸은 탄수화물의 혈중 농도에 매우 민감하고, 혈액 속의 포도당을 항상 일정하게 유지하려고 부단히 노력한다.

다이어트 할 때 탄수화물을 극도로 제한하면 까다로운 뇌를 달래기 위해 간(100g)과 근육(300g)에 비축해 둔 비상금인 글리코겐을 꺼내준다. 문제는 비상금이 적어 며칠이면 바닥이 나기 때문에 단백질이라는 적금을 깰 수밖에 없다. 우리 몸은 부족한 포도당을 근육 속 단백질을 분해해 에너지로 사용한다. 굶는 다이어트를 하면 근육이 줄어들 수밖에 없는 이유다. 문제는 또 있다. 단백질을 잘게 쪼개 아미노산을 만들고, 아미노산을 포도당으로 바꾸는 과정에서 질소가 독성이 강한 암모니아 형태로 떨어져 나온다. 그러면 간에서 암모니아를 독성이 적은 요소로 바꾸고, 신장은 요소를 몸 밖으로 배출한다. 다이어트에 좋다고 하여 탄수화물을 극도로 제한한 채 단백질을 지나치게 많이 먹으면 간과 신장이 혹사당할 수 있으므로 유의해야 한다.

뇌는 하루에 심장의 3배인 400kcal 정도를 에너지로 소모한다. 따라서 하루에 적어도 100g 정도의 탄수화물을 섭취해 주어야 한다. 흰쌀밥 1공기에는 탄수화물 함량이 약 70g 정도가 포함되어 있어 하루 밥 1공기 반이면 뇌가 필요한 탄수화물을 충분히 충족한다. 반찬으로도 탄수화물을 섭취하므로 밥은 한 끼에 1/2공기 이하로도 충분하다.

탄수화물 중독의
덫에 빠진 현대인들

　탄수화물 중독(일명 단맛 중독)에 빠져 있는 현대인들이 많다. 탄수화물 중독이란 설탕 등 단 음식을 필요 이상으로 섭취하면서도 계속해서 허기를 느끼는 증상이다. 나의 의지와 상관없이 스스로 자제할 수도 벗어날 수도 없다면 이미 중독된 상태다. 연구에 따르면 한국인의 식단 구성에서 탄수화물이 차지하는 비중이 높다(탄수화물 67%, 지방 19%, 단백질 14%). 쌀밥이나 국수, 스파게티, 라면 같은 면류뿐만 아니라 간식으로 많이 먹는 떡, 빵, 케이크, 고구마, 감자, 옥수수 등도 대표적인 탄수화물 식품이다. 심지어 과일 주스, 청량음료, 초콜릿이나 사탕 등도 탄수화물이 많이 들어 있는 식품들이다. 조금만 주의를 게을리하면 자신도 모르게 '탄수화물 중독'에 빠질 수밖에 없다. 탄수화물 중독, 결코 가볍게 보아서는 안 되는 건강의 적이다. 탄수화물 중독에 빠져 있지는 않은지 한번 살펴볼 일이다.

　사람들이 의외로 쉽게 자신도 모르는 사이에 탄수화물 중독에 빠지는 이유는 뭘까? 정제 및 가공 기술의 발달로 뇌의 쾌감중추를 자극하는 달고, 부드럽고 자극적인 음식들이 쏟아져 나오면서 현대인들의 입맛이 길들어 있다. 게다가 탄수화물은 과다섭취하기 쉬운 신진대사 구조를 가지고 있다. 혈당을 급속하게 올리는 탄수화물 섭취가 늘어날수록 인슐린의 분비가 늘어나 저혈당 상태에 빠진다. 이를 극복하기 위해 탄수화물 섭취 욕구가 늘어나 탄수화물을 과다 섭취하게 되는 악순환을 반복하게 된다. 여성의 경우 생리적으로 단맛을 더 탐닉하는 경향이 있다. 호르몬 영향으로 인한 생리 전 불안감과 초조감, 스트레스나 우울증을 극복하기 위해 탄수화물 섭취 욕구가 증가한다.

■ 혹시 나도 탄수화물 중독?

1. 식사를 방금 배불리 했는데도 왠지 허전하고 배가 고프다.
2. 패스트푸드나 인스턴트 음식을 주로 즐겨 먹는다.
3. 빵, 떡, 면 종류 음식을 먹을 때 배가 부른데도 음식이 다 없어질 때까지 계속해서 먹는다.
4. 식사 후에는 졸리고 나른하며 집중력이 떨어질 때가 많다.
5. 배가 고프지 않은데도 음식을 먹을 때가 자주 있다.
6. 초콜릿이나 아이스크림, 과자 같은 군것질거리가 항상 주변에 있다.
7. 단 음식을 생각만 해도 기분이 좋아지고 먹고 싶어진다.
8. 스트레스를 받거나 기분이 좋지 않으면 단 음식을 먹어야 해소가 된다.
9. 야식을 먹지 않으면 잠이 오지 않아 꼭 먹고 잔다.
10. 다이어트를 하는데도 항상 실패하고 다시 살이 찐다.

- **3~5개**: 어느 정도 탄수화물 중독의 위험이 있다. 심각하진 않지만 식습관 개선이 필요하다.
- **6개 이상**: 탄수화물 중독 가능성이 높다. 적극적인 식습관 개선이 필요하다. 혼자서 해결하기 어려우면 전문의의 도움을 받는 것이 좋다.

과도한 탄수화물 섭취, 왜 문제일까?

■ 정제된 탄수화물은 영양분은 적고 칼로리만 높다

원래 식품을 정제·가공하기 시작한 것은 더 오래 보관하고, 더 쉽게 유통하기 위해서였다. 그런데 정제, 가공과정 중 탄수화물 자체의 영양소, 섬유질, 필수 지방산 등은 없어지고 당분(칼로리)만 남아 있는 탄수화물이 정제 탄수화물이다. 즉, 정제 탄수화물은 몸에 꼭 필요한 영양분은 적고, 칼로리만 높은 음식이다. 설탕과 액상과당은 대표적인 정제 탄수화물로 일반 음식뿐 아니라 건강식품을 포함한 각종 식품에 단맛을 내기 위해 광범위하게 사용된다.

■ 렙틴 저항성과 인슐린 저항성이 쉽게 생긴다

정제 탄수화물이나 단순당을 많이 먹을수록 혈당은 더욱 급격하게 올라가고 췌장은 인슐린을 더 빨리 더 많이 분비하게 된다. 이런 자극이 반복되다 보면 '인슐린 저항성'이 발생한다. 이를 보상하기 위해 더 많은 인슐린을 분비해야 하는 췌장은 쉽게 피로해져 기능이 떨어진다. 결국 당뇨가 발생되고, 여분의 당은 지방으로 전환되어 차곡차곡 저장된다. 그러면 지방세포에서는 렙틴 호르몬을 분비해서 뇌에 에너지가 충분하다는 신호를 보낸다. 문제는 너무 많은 렙틴 호르몬이 계속해서 분비되어 뇌를 자극하다 보니 '렙틴 저항성'이 덩달아 생긴다. 렙틴이 넘쳐나는데도 불구하고 비만은 점차 심해지는 악순환이 계속되는 것이다.

■ **과당은 비만을 부르는 조용한 폭군이다**

포도당과 과당은 단당류로 대표적인 탄수화물이다. 액상과당은 포도당과 과당의 혼합액으로 포도당보다 과당이 55~65%로 조금 더 많이 함유되어 있다. 세포는 포도당에 잘 반응해 에너지원으로 사용하지만, 포도당과 분자식은 같으나 구조가 다른 과당에는 잘 반응하지 않는다. 포도당은 20% 정도만이 간에서 대사가 일어나는 데 비해 과당은 예외 없이 간으로 이동되어 지방산과 중성지방으로 바뀐다. 결국 과당을 많이 섭취하면 비만으로 갈 수밖에 없다.

혈중 포도당 농도가 증가하면, 인슐린 분비가 촉진되고, 지방세포에서는 포만감 호르몬인 렙틴 분비가 자극된다. 그러나 과당은 인슐린과 렙틴 분비를 자극하지 않아 뇌에 신호를 보내지 못한다. 과당은 체중 조절 시스템을 무력화시키는 조용한 폭군인 셈이다. 즉 과당은 많이 먹어도 포만감을 별로 느끼지 못하게 되어 계속해서 음식을 먹게 된다. 임상시험에서 액상과당이 들어 있는 청량음료를 많이 마시는 사람들은 비만해지기 쉽다는 것이 확인되었다.

과당은 미네랄 흡수에 영향을 주는데 특히 크롬 흡수를 방해한다. 크롬은 인슐린의 생산과 기능에 관여하며 혈당 대사에 꼭 필요한 중요한 미네랄이다. 또한 콜레스테롤과 중성지방을 낮추고, 좋은 콜레스테롤(HDL)은 높여 준다. 크롬은 식탐을 통제하고 허기를 덜 느끼도록 도와주기 때문에 체중 조절에 아주 중요한 미네랄이다. 평소 설탕이나 액상과당이 들어 있는 청량음료나 패스트푸드를 자주 먹는다면 식품이나 영양제로 비타민과 미네랄을 보충해 주는 것이 좋다.

■ **지방저장 호르몬으로 변하는 두 얼굴의 인슐린**

인슐린은 두 얼굴을 가지고 있다. 로버트 스티븐슨 작 〈지킬 박사와 하이드〉에서 평소 착하고 좋은 지킬 박사가 나쁜 하이드로 돌변하는 것처럼 인슐린도 무서운 얼굴로 돌변하기도 한다. 인슐린은 평소 혈당을 일정하게 조절하는 온순하고 착한 지킬 박사 모습을 하고 있다. 그런데 병적으로 혈당이 높아지면 인슐린은 평소와는 완전히 다른 하이드 같은 무서운 모습으로 돌변한다. 인슐린은 '지방저장 호르몬'으로 돌변해 탄수화물을 지방으로 바꾸어 차곡차곡 저장하기 시작하는 것이다. 주로 복부에 지방이 차곡차곡 쌓여 복부비만이 유발될 뿐만 아니라 혈관을 비롯한 신체 모든 장기와 조직에 지방이 쌓이게 되어 각종 문제를 야기한다.

탄수화물 중독, 어떻게 해야 벗어날 수 있을까?

탄수화물에 중독된 사람이 갑자기 탄수화물을 끊는다는 것은 결코 쉽지 않다. 갑자기 탄수화물을 제한하면 오히려 금단현상이 나타나 더 많은 탄수화물을 먹게 되는 반작용이 생길 수도 있다. 그러므로 인슐린 저항성과 렙틴 저항성을 개선하고 정상으로 돌아오게 만드는 것이 중요하다. 시나브로 조금씩 탄수화물 음식의 종류와 양을 개선해 나가는 것이 좋다.

■ 규칙적인 식사를 하라

식사를 거르거나 식사 간격이 너무 길면 떨어진 혈당을 빠르게 올리기 위해 단 음식을 찾게 된다. 또한 과식과 폭식으로 더 많은 탄수화물을 섭취하게 된다. 일정한 시간에 규칙적으로 식사를 하는 습관과 조금씩 자주 먹는 습관을 기르는 것이 좋다. 이런 습관은 혈당의 급격한 변화를 막아 인슐린 분비를 크게 자극하지 않는다.

■ 단백질과 식이섬유 섭취를 늘려라

탄수화물은 단백질이나 지방보다 위에 머무는 시간이 짧고, 소화도 빨리 되어 포만감이 적다. 위가 비면 공복 호르몬인 그렐린이 나와 식욕을 촉진한다. 단백질과 식이섬유를 섭취하면 포만감이 오래간다. 단백질은 글루카곤 호르몬을 촉진시켜 과도한 인슐린 분비를 억제하고 인슐린 저항성과 렙틴 저항성을 개선시켜 준다. 특히 식이섬유는 배변활동을 도와 독소와 노폐물의 배설에 도움이 되고, 장내 세균 중 의간균 같은 유익균의 먹이가 되어 비만해소에 많은 도움이 된다.

■ 좋은 탄수화물을 먹어라

탄수화물이라고 다 같은 탄수화물이 아니다. 종류에 따라 건강에 좋은 것과 나쁜 것이 있다. 탄수화물을 얼마나 먹느냐도 중요하지만 어떤 종류의 탄수화물을 먹느냐가 더 중요하다. 단순당이나 정제 탄수화물 같은 나쁜 탄수화물은 멀리하고, 통곡류나 콩류 등과 같은 좋은 탄수화물을 먹는 것이 좋다. 좋은 탄수화물이라도 지나치게 많이 먹는 것은 조심해야 한다.

① 당지수가 낮은 음식을 먹어라

당지수(Glycemic Index)란 당질이 소화 흡수되어 얼마나 빠르게 혈당수치를 올리는지를 나타내는 지표다. 당지수가 높은 식품은 혈당을 빠르게 올리므로 인슐린이 과다분비 되어 급격한 저혈당을 초래해 공복감을 빨리 느끼게 된다. 당지수가 낮은 식품은 혈당과 인슐린을 천천히 올려 포만감을 유지하기 때문에 불필요한 음식 섭취를 억제하는 효과가 있다. 가능한 당지수가 60 이하인 음식을 먹는 것이 좋다. 간혹 당지수가 낮은 음식 중에서도 열량이 높은 것이 있으므로 주의해야 한다.

② 에너지 밀도가 낮은 음식을 먹어라

에너지 밀도란 식품의 단위 무게당 칼로리를 나타내는 말이다. 같은 무게라도 칼로리가 높으면 에너지 밀도가 높고, 칼로리가 낮으면 에너지 밀도가 낮다. 에너지 밀도가 높은 음식은 일반적으로 당지수가 높고, 포화 지방과 트랜스 지방이 많이 포함되어 있다. 에너지 밀도가 낮은 음식은 크게 칼로리 걱정 없이 많은 양을 먹을 수가 있어 쉽게 포만감을 느낄 수가 있다.

③ 물을 자주 많이 마셔라

물은 포만감을 주는 동시에 식욕을 억제하는 효과가 있다. 신진대사를 촉진하고 불순물을 체외로 배출시키는 기능이 있다. 가짜 배고픔에 속지 않도록 해 불필요한 칼로리 섭취를 하지 않도록 해 준다.

④ **스트레스를 해소하라**
　스트레스 호르몬인 코르티솔은 식욕을 증가시켜 탄수화물 섭취를 늘린다. 또한 인슐린 저항성과 렙틴 저항성을 일으켜 비만을 더욱 악화시킨다. 자신에게 맞고 좋아하는 방법을 통해 스트레스는 가능한 바로바로 해소하는 것이 좋다.

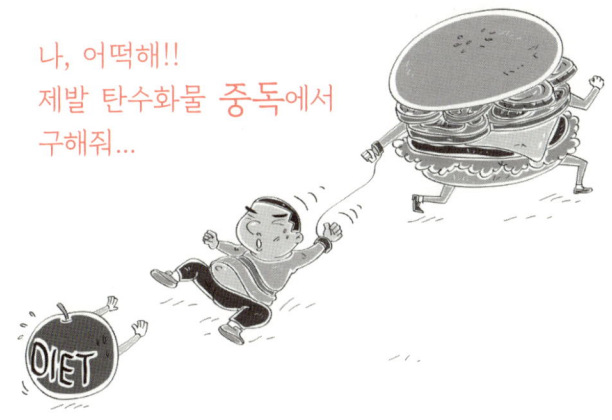

매일 매일이 축복

임은채(가명. 여, 52세) 수기
- 4주 만에 10kg 감량
- 12주 만에 15kg 감량(68kg → 53kg)
- 88 사이즈 → 66 사이즈
- 3년째 유지

어느 날 갑작스럽게 닥친 청천벽력 같은 유방암 진단으로 한동안 힘든 시기를 보내야 했습니다. 유방암 수술과 양자기치료, 약물치료 부작용으로 인해 면역력 감소와 건강 악화를 겪었습니다. 건강을 찾기 위해 많은 건강식품을 찾아다녔고 먹었습니다. 그러다 보니 늘어난 체중으로 다이어트도 여러 번 하였으나 요요로 깊은 실망감과 우울증에 빠졌습니다. 지인을 통해 면역 다이어트를 소개받았을 때 '속는 셈 치고 한 번만 더 해 보자'라는 마음이었습니다. 그러나 면역 다이어트를 통해 15kg을 건강하게 감량하였을 뿐만 아니라 건강도 회복되었습니다. 참 놀랍고 감사한 일이 아닐 수 없습니다. 아들과 딸이 저보다 더 좋아라 하고 축하해 주어 너무 행복합니다. 저녁에 눈을 감으면 지나간 하루가 감사하고, 아침에 눈을 뜨면 새날이 또 감사할 뿐입니다. 매일 매일이 저에게는 축복이고 감사합니다.

지방도
지방 나름이다

지방은
꼭 나쁜 것일까?

지방만큼 의견이 분분한 것도 없다. 어떤 이들은 '지방은 몸에 좋으니 먹어도 된다'고 하고, 또 어떤 이들은 '지방은 몸에 해로우니 먹지 마라'고 주장한다. 사실 지방은 우리 몸에 꼭 필요한 중요한 성분이다. 필요 이상으로 너무 많이 우리 몸에 쌓여 있는 것이 문제다. 지방은 다양하고 중요한 기능을 가지고 있다. 체온을 유지하고 탈수현상을 막아 주며, 피부를 부드럽고 유연하게 해 준다. 또한 지방은 호르몬을 생산하는 데 꼭 필요한 물질이다. 우리 몸을 구성하고 있는 약 60조 개의 세포를 이루는 세포막은 지방질로 이루어져 있다. 정상적인 세포 활동을 위해서는 지방과 콜레스테롤이 필수적이다. 만약 지방이 부족하면 세포의 기능에 문제가 생겨 에너지 생산이 떨어지고 건강이 나빠진다.

다이어터들은 지방은 좋지 않으니까 가급적 멀리해야 한다고 생각하는 경향이 있다. 하지만 지방이라고 다 나쁜 것은 아니다. 지방도 좋은 지방이 있고, 나쁜 지방이 있다.

좋은 지방 VS 나쁜 지방

미국 정부가 비만과 심장병을 감소시키고자 지방 섭취를 줄이려는 각고의 노력을 했다. 그럼에도 1979년 120만 명이었던 심장병 환자가 1996년에는 540만 명으로 오히려 더 늘어났다. 지방 섭취만 줄인다고 다는 아니라는 말이다. 최근 연구결과에 따르면 전체 지방섭취량은 같아도 포화 지방산 대신 건강에 좋은 불포화 지방산을 먹으면 심장병 발병 위험이 줄고 더 건강해지는 것으로 나타났다.

일반적으로 고지방식단은 포화 지방과 트랜스 지방의 함량이 높다는 데 문제가 있다. 고지방식단은 렙틴 분비를 감소시키고, 인슐린 내성을 일으킬 수 있어 살이 찔 가능성이 높다. 포화 지방과 트랜스 지방은 렙틴 분비를 거의 일으키지 않으며 혈관의 노화를 촉진하고 심혈관 질환을 일으킨다. 따라서 동물성 육류식품에 많은 포화 지방과 가공식품에 많은 트랜스 지방의 섭취는 가능한 줄이는 것이 좋다.

유익한 지방인 불포화 지방산은 세포막을 건강하게 만들어 호르몬의 신호를 잘 받아들이게 하고, 지방대사를 원활하게 해 체중 감량에 도움이 된다. 단일 불포화 지방과 오메가-3 지방은 건강과 생존에 필수적이며 체중 조절에 도움이 되는 좋은 지방으로 렙틴 분비를 가장 활발히 자극하는 것으로 알려져 있다. 단일 불포화 지방은 올리브유, 씨앗과 견과류 기름에 많이 들어 있다. 오메가-3 지방은 일부 씨앗류와 견과류, 고지방 생선에 많이 들어 있다.

돌연변이 문제아, 트랜스 지방

지방이라고 다 같은 지방이 아니다. 지방은 화학적 구조에 따라 크게 포화 지방, 불포화 지방, 트랜스 지방이 있다. 포화 지방은 자연 상태에서 주로 고체 상태로 존재하며 동물성 지방에 많다. 반면에 불포화 지방은 자연 상태에서 주로 액체 상태로 존재하며, 식물성 지방에 많다. 식물성 지방은 액체 상태라 쉽게 변질되고, 저장과 운반이 어렵다는 단점이 있다. 이 단점을 극복하고자 액체 상태의 식물성 기름에 수소를 넣고, 가열하는 수소화 공정을 거쳐 고체로 만들어진 것이 트랜스 지방이다. 즉 식물성 기름이 돌연변이로 탄생한 것이 바로 트랜스 지방이다.

트랜스 지방은 식품업계에는 톡톡히 효자 노릇을 하는 무척 고마운 존재다. 트랜스 지방은 음식에 고소한 맛과 바삭한 질감을 더해 음식을 한층 더 풍미 있게 만들어 준다. 게다가 액체 상태의 식물성 지방보다 오래 보관할 수 있으며 유통이 쉽고, 상대적으로 값싼 옥수수나 콩기름 같은 식물성 기름을 사용할 수 있어 각종 패스트푸드와 가공식품에 아주 많이 사용된다.

그러나 자연 상태의 동물성 포화 지방보다도 더 몸에 나쁜 트랜스 지방은 공공의 적이 된 지 오래다. 트랜스 지방은 대부분의 패스트푸드, 인스턴트 식품, 튀김류와 과자류 등의 가공식품에 광범위하게 사용된다. 마가린이나 쇼트닝은 트랜스 지방이 많이 함유된 대표적인 식품이다. 우리가 즐겨먹는 케이크, 빵, 도넛, 쿠키, 팝콘, 과자류도 트랜스 지방이 많이 함유되어 있다.

다이어트 복병 트랜스 지방, 가능한 한 멀리해야

1999년 미국 하버드 의대 연구에 의하면 '트랜스 지방은 몸에 좋은 HDL콜레스테롤은 낮추고, 몸에 나쁜 LDL콜레스테롤은 높여, 포화지방보다 2배나 더 해롭다'고 한다. 세계적 의학 학술지인 〈랜싯(Lancet)〉은 트랜스 지방 섭취가 2% 늘면, 심장병 발생 위험이 28%나 높아진다는 연구결과를 발표하기도 했다. 미국국립의학연구소(IOM)는 "트랜스 지방은 안전섭취량이 없다. 먹으면 먹을수록 해로울 뿐이다"라고 공식 의견을 밝히고 있다. 심장병과 뇌졸중의 위험을 증가시키고, 암이나 당뇨병, 비만의 원인이 되는 트랜스 지방, 할 수 있는 한 피하는 것이 좋다.

세계보건기구(WHO)는 트랜스 지방은 하루 섭취 칼로리의 1% 미만으로 섭취할 것을 권고했다. 성인의 하루 섭취 권고량은 약 2.2g이다. 불행하게도 우리가 무심코 즐겨 먹는 음식들에는 트랜스 지방이 많이 함유되어 있어 조금만 주의를 기울이지 않으면 하루 허용치를 훌쩍 넘기는 경우가 많다. 도넛 1개 혹은 과자 1봉지를 먹는다면 하루 허용량을 이미 섭취하는 셈이다. 영화 관람을 할 때 즐겨 먹는 팝콘 1봉지(200g)에는 트랜스 지방이 22g 정도 들어 있어 하루 제한량의 10배에 해당하는 양이다.

　음식을 조리할 때도 가능한 마가린을 사용하지 말고 식물성 기름(올리브유, 참기름, 들기름 등)을 사용하는 것이 좋다. 식물성 기름이라도 상온에 오래 두거나, 햇빛에 노출되는 경우에는 트랜스 지방이 생길 수 있으므로 주의해야 한다. 튀김이나 볶음요리보다는 구이 요리가 좋고, 찜요리가 가장 좋다. 특히 튀김류는 피해야 한다. 식물성 기름을 사용한다 하더라도 가열하면서 트랜스 지방 함량이 높아지기 때문이다.

　우리나라는 2007년 12월부터 가공식품에 트랜스 지방 함량을 표기하도록 의무화했다. 가공식품을 선택할 때는 반드시 영양성분표를 꼼꼼히 확인하는 습관을 가지는 것이 좋다. 트랜스 지방이 없고, 가급적 포화지방 함량이 적은 식품을 선택하는 것이 좋다. 포장지에 적힌 영양성분표시를 확인할 때 한 가지 주의할 점이 있다. '트랜스 지방 00g'이라고 표시되어 있다고 하더라도 트랜스 지방이 전혀 없다고 안심해선 안 된다.

식품 1회 분량(보통 100g)당 트랜스 지방이 0.5g 이내로 들어 있는 경우에는 0으로 표기하는 것이 허용되기 때문이다.

착한 지방, 오메가-3 지방산을 챙겨 먹어라

오메가-3 지방산은 우리 몸에 꼭 필요한 '필수 불포화 지방산'이다. 세포막을 구성하는 주요성분이며, 세포 건강에 중요한 역할을 한다. 염증을 억제하는 기능을 가지고 있어 류머티즘 관절염 증상의 개선과 예방에 도움을 준다. 또한 혈액의 중성지방을 낮추고, 혈전생성을 막아 혈류 개선에 효능이 좋다. 또한 오메가-3는 우울증 개선에도 도움이 된다고 알려져 있다.

우리가 흔히 DHA, EPA라고 알고 있는 오메가-3 지방산은 체내에서 합성이 되지 않으므로 식품으로 꼭 섭취를 해 줘야 한다. 규칙적인 운동과 함께 오메가-3 지방산을 섭취하면 더 효과적으로 지방을 연소시킬 수 있다. 오메가-3 지방산이 지방산을 연소시키는 데 필요한 효소들을 자극해 운동을 통한 지방연소 효과를 더욱 배가시키기 때문이다.

오메가-3 지방산 섭취는 고기보다 생선이나 해산물을 먹는 것이 도움이 된다. 특히 등푸른생선을 적어도 일주일에 2번 이상 먹는다면 필요한 오메가-3 지방산 섭취에 많은 도움이 된다. 고등어, 참치, 연어,

꽁치 같은 생선과 해조류에 풍부한 오메가-3 지방산은 DHA, EPA가 많다. 아마씨유, 들기름, 카놀라유, 호두 등에 풍부한 식물성 오메가-3 지방산에는 알파리놀렌산이 많다. 음식으로 섭취하기가 어려운 경우에는 양질의 보충제를 선택해 섭취하는 것도 좋은 방법이다.

식품으로 반드시 섭취해야 하는 필수 지방산에 오메가-3 외에도 오메가-6가 있다. 오메가-6 지방산은 여러 식품에 많이 들어 있기 때문에 섭취에 별 어려움이 없다. 오메가-3의 항염작용과 혈전생성 저해작용과는 반대로 오메가-6는 염증반응과 혈전생성 유도작용이 있다. 두 가지 상반되는 작용의 균형을 맞추기 위해 오메가-3와 오메가-6도 적절한 균형을 맞추어 섭취해야 한다. 최적의 오메가-6와 오메가-3 섭취 비율은 1~4:1이다. 하지만 서구화된 식사 형태로 육류 섭취가 늘면서 오메가-6 섭취 비율이 가파르게 증가하고 있다.

인생은 후반전이다

정미영(가명. 여, 60세) 수기
- 12주 만에 14kg 감량(64kg → 50kg)
- 88 사이즈 → 55반 사이즈
- 3년째 유지

나이 들어가면서 여기저기 아픈 데도 늘어나고 우울증도 찾아오게 됩니다. 저 역시도 예외는 아니었습니다. 특히 무릎 관절이 좋지 않아 장기 병원치료 중 약물 부작용으로 고생도 하고 살도 찌게 되어 몸은 조금씩 나빠져 갔습니다. 면역 다이어트를 만난 것은 저에게 특별한 기회이자 행운이며, 인생 후반전을 위한 작전 타임이었습니다.

14kg이 건강하게 빠지니 오랫동안 힘들게 했던 무릎 관절염도 몰라보게 좋아졌습니다. 주변에서 아가씨 같다고 농담을 건넬 때면 옛날 처녀 적으로 돌아간 듯 행복한 추억에 잠기기도 합니다. 면역 다이어트의 매력에 흠뻑 빠져버린 저는 인생 후반전을 즐겁고 행복하게 살고 있습니다. 주변 사람들에게 면역 다이어트를 소개하고 그들이 예뻐진 모습을 보는 것이 보람되고 즐겁습니다. 내 인생의 후반전은 더욱 멋지고 빛날 것입니다.

단백질, 더 먹어야한다

　단백질은 물 다음으로 가장 많은 비중을 차지하는 우리 몸의 구성 성분이다. 단백질은 몸속에서 만들어지지 않기 때문에 매일 일정량을 섭취해 주어야 하는 필수 영양소다. 단백질은 근육 외에도 각종 장기와 피부, 손·발톱 조직의 발달과 생성 그리고 각종 효소와 호르몬 등의 원료로 사용되는 중요한 성분이다. 따라서 단백질이 부족하면 여러 가지 심각한 결과를 초래할 수 있다. 단백질은 지방이나 탄수화물과는 달리 몸속에 따로 저장해 두지는 않고 필요한 만큼 만들어 사용한다. 그리고 남는 것은 재활용하거나 몸 밖으로 배출된다. 서양인에 비해 한국인은 곡류 위주의 식사를 하므로 단백질 섭취량이 적다. 특히 다이어트 할 때는 절식이나 소식으로 인해 단백질 섭취량이 더 적어지기 마련이다.

　43세 주부 B씨는 상담하는 내내 억울함(?)을 토로한다. 그녀는 체중 감소를 위해 독하게 마음먹고 인스턴트 식품, 패스트푸드, 가공식품은 끊은 지 오래다. 식사는 밥 1/2공기에 나물과 채소 위주의 식단으로 가볍게 먹는 것이 전부다. 가끔 간식으로 약간의 떡이나 고구마, 감자, 옥수수 등을 먹기도 한다. 그런데도 살은 잘 빠지지도 않고 오히려 더 늘어났다고 한다. 먹고 싶은 것 참아내었던 그동안의 노력은 아무 소용이 없었다고 한다. 듣고 보니 억울할 법도 하다.

 무엇이 문제일까? 그녀의 식단은 소식에 채식 위주로 별문제 없어 보이지만, 단백질 섭취량이 절대적으로 적다는 것이 아쉬웠다. 식단에 약간의 변화를 주어 부족한 단백질 섭취를 늘리는 것이 중요해 보였다. 동물성 단백질은 선호하지 않아 두부, 콩류 등의 식물성 단백질을 충분히 섭취하도록 하고, 간식으로 먹던 탄수화물 대신 양질의 단백질 보충제와 견과류를 먹도록 했다. "체중 감소를 위해선 오히려 식사량을 더 줄여야 하지 않나요?"라며 은근히 불안해하던 그녀였다. 하지만 놀랍게도 시간이 지나면서 조금씩 변화하는 자신의 모습을 보고 미소를 지을 수 있었다.

다이어트 할 때
단백질을 더 먹어야 하는 이유

 다이어트 할 때 보통 근육감소가 일어나는 경우가 많다. 따라서 성공적인 다이어트를 위해서는 근육은 최대한 유지하고, 지방만 선택적으로 줄여 날씬한 몸을 만드는 것이 중요하다. 근육을 유지하거나 증가시키기 위해서는 충분한 단백질 섭취가 꼭 필요하다. 단백질 공급이 부족하면 다이어트로 가뜩이나 줄어든 근육이 더 줄어들고 기초대사량도 덩달아 줄어들게 된다.

근육량을 늘리면 기초대사량을 높일 수 있다. 근육량을 늘리기 위해서는 두 가지 조건이 충족되어야 한다. 충분한 단백질 섭취와 고강도 근력운동이 필요하다. 아무리 근력운동을 한다 하더라도 근육을 만드는 원료인 단백질 공급이 충분하지 않으면 근육량을 늘리기는 어렵다. 또한 근육량을 늘리기 위해서는 단백질 섭취 못지않게 근육에 자극을 주는 근력운동이 필요하다. 운동을 하면 근육세포가 파열되고 손상된다. 손상된 근육세포가 단백질을 사용해 재생·회복되는 과정이 반복되면서 근육이 커지고 강해진다.

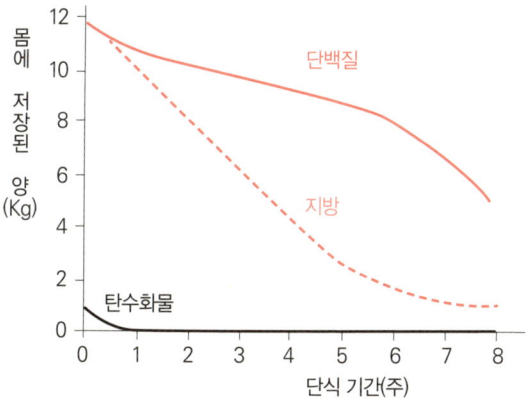

단백질은 '식사 열 생산'이 높다. 음식물을 섭취하면 소화, 흡수되어 배분 및 저장되는 데 쓰이는 에너지가 '식사 열 생산'이다. 지방질의 경우 대사과정에서 섭취 칼로리의 약 0~3%가 소모되고, 탄수화물은 약 5~10%, 단백질은 20~30%의 칼로리가 소모된다. 예를 들어 각 영양소를 똑같은 100kcal를 섭취했다고 하자. 지방은 3kcal가 소모되고 97kcal 이상이 그대로 남고, 탄수화물은 90~95kcal, 단백질은 70~80kcal가 대사 후 남는다. 다시 말해 단백질이 탄수화물과 지방에 비해 대사 소모 칼로리가 높아 몸속에 남는 칼로리가 적기 때문에 유리하다.

단백질은 지방이나 탄수화물보다 포만감이 빨리 느껴지고 오래 지속된다. 다시 말해 단백질을 충분히 섭취하면 배고픔을 훨씬 덜 느끼게 되어 배고픔과 힘겨운 싸움을 할 필요가 적어진다. 우리나라 사람들의 식단은 60%가 넘는 탄수화물 위주의 식단이다. 이 식단에서 탄수화물을 줄이는 대신 단백질을 늘리면 배고픔 때문에 중도에 포기하는 일이 적어진다. 탄수화물을 줄이고 충분한 단백질을 섭취하면 인슐린 저항성이 좋아지고, 렙틴 저항성도 함께 좋아져 체지방 감소에 도움이 된다.

어느 정도 먹는 것이 좋을까?

근육도 나이가 들면서 퇴화한다. 보통 30세 전후가 되면 근세포도 노화가 시작되는 것으로 알려져 있다. 근세포에서 수분은 빠져나가고 단백질은 줄어들면서 시작된 노화는 지방이 대신 채워진다. 젊을 때부터 적절한 운동으로 근육을 자극하고, 충분한 단백질을 먹음으로써 근육 손실을 최소화하도록 노력해야 한다. 일반 성인의 하루 필요한 단백질 섭취량은 1kg당 0.8~1.0g 정도다. 예를 들어 체중이 60kg인 사람은 약 60g 정도의 단백질을 섭취하면 된다. 일반적인 보통 사람들은 다이어트 중이라면 조금 더 섭취해도 좋다. 직업적으로 근육을 최대한 만들어야 하는 보디빌더 같은 전문적인 선수 같은 경우에는 1kg당 1.5g~2.0g 정도까지 섭취하기도 한다.

단백질이 좋다고 해서 무작정 많이 먹는 것도 문제다. 단백질이 대사되면서 생기는 부산물인 암모니아는 독성이 강해 간에서 독성이 없는 화합물인 요소로 전환되고 이 질소산화물을 콩팥이 배출한다. 과도한 단백질 섭취는 간과 콩팥에 과부하를 초래해 기능을 떨어뜨릴 수 있다. 콩팥질환이 있는 사람이라면 단백질 섭취에 특히 신경을 써야 한다.

단백질 보충제를
활용하는 것도 좋은 방법

요즘 건강을 위해, 멋진 몸을 만들기 위해 열심히 운동하는 사람들이 많아졌다. 몸짱 열풍으로 멋진 근육질 몸매를 위해 운동하는 사람들은 단백질 보충제를 먹는 사람들이 상당히 많다. 단백질 보충제는 우람한 근육을 만드는 사람들에게만 필요한 것일까? 그렇지 않다. 다이어트 하는 동안 특히 초기에는 단백질이 중요한 역할을 많이 하기 때문에 단백질 보충제를 활용하는 것도 많은 도움이 된다. 다이어트 중에는 평소에도 부족하기 쉬운 단백질을 체중 감소를 위해서 충분히 공급해 주는 것이 필요하다.

  닭 가슴살이나 삶은 달걀흰자는 운동하는 사람들이 즐겨 먹는 대표적인 단백질 식품이다. 이 식품들은 비교적 싸고 쉽게 구할 수 있어 자주 애용되지만 맛이 없고 퍽퍽해 먹기가 고역이다. 요즘은 맛있는 양질의 단백질 보충제가 많아 쉽게 단백질을 보충할 수 있다. 그러나 과잉섭취는 소화불량을 일으키거나 간과 콩팥에 부담을 줄 수 있으므로 적정하게 섭취해야 한다.

  단백질 보충제는 순수한 단백질에 탄수화물이 섞여 있는데 가능한 탄수화물이 적게 포함되어 있는 제품을 선택하는 것이 좋다. 탄수화물 함량 비율은 단백질 함량의 약 10% 정도가 적당하다. 단백질 보충제는 동물성 단백질과 식물성 단백질이 있다. 동물성 단백은 치즈를 만들 때 나오는 유청 단백(whey protein)과 달걀흰자에서 추출한 난단백(egg protein)이 있다. 식물성 단백으로는 콩에서 추출한 대두단백(soy protein)이 있다. 단백질 보충제를 고를 때 유기농 제품을 고르는 것이 좋고, 99.9% 독성이 없는 코셔인증을 받은 제품이라면 더 좋다.

식이섬유, 가벼이 보지 마라

식이섬유가 뭐지?

식이섬유(dietary fiber)란 '식품 중 사람의 소화효소에 의해 분해되지 않는 고분자물질'을 말한다. 1953년 영국 의사 힙슬레이(Hipsley)가 처음으로 '식물 속에 분포하는 섬유질 중 사람이 먹을 수 있는 섬유질'을 지칭하였다. 1985년 세계보건기구(WHO)는 '식품 중 인간의 소화효소로 분해되지 않는 고분자의 난소화성 성분'으로 정의하고 효능을 인정하였다.

식이섬유는 탄수화물, 단백질, 지방과 달리 인체 내에서 에너지원이 되지 않는다. 처음에는 영양학적 가치가 없는 것으로 판단되어 중요성을 인정받지 못했다. 하지만 탄수화물, 단백질, 지방, 비타민, 무기질에 이어 제6의 영양소로 불릴 만큼 인체에 중요한 기능을 가지고 있음이 밝혀져 주목받고 있다.

식이섬유 종류와 기능

　식이섬유는 화학구조, 용해성(물에 녹는 성질), 보수성(수분을 유지하는 성질) 등에 따라 여러 종류가 있다. 일반적으로 식이섬유는 수용성 식이섬유와 불용성 식이섬유로 나뉜다.

　수용성 식이섬유는 수분을 흡수하는 능력이 뛰어나 젤 상태로 변하며 주로 상부 소화관(위, 소장)에서 작용한다. 위장에서는 음식물이 위에 머무는 시간을 길게 해 포만감을 느끼게 하여 체중 조절에 도움이 된다. 소장에서는 당의 흡수를 지연시켜 당뇨병 예방 및 치료에 도움이 되고, 콜레스테롤과 중성지방의 흡수를 낮추어 심혈관질환 예방에 좋은 역할을 한다. 중금속, 유해물질 등을 흡착해 배설하는 능력이 뛰어나고 장운동을 증가시켜 변비개선에도 도움을 준다.

　불용성 식이섬유는 보수력이 낮지만 변의 핵으로 작용해 대변량을 증가시키고, 장 내용물의 통과시간을 줄여 변비완화에 도움이 된다. 발암물질과 독소 등을 배출해 장의 청소부 역할을 한다.

　건강과 비만은 장내 세균의 세력구도와 밀접한 관련이 있다. 다시 말해 장내 주도권을 유익균과 유해균 중 어느 쪽이 잡느냐에 따라 건강과 비만에 지대한 영향을 미친다. 식이섬유는 장내 미생물 생태계 균형과 장 건강에 매우 중요한 역할을 한다. 식이섬유는 장내 유익균의 먹이가 되어 증식을 돕고 왕성한 활동을 하게해 장내 환경을 좋아지게 한다. 이는 장 점막을 더욱 건강하게 하고 장내 면역력의 증가로 이어진다. 유해균 억제로 유해균 생산물질 특히 발암물질이 감소해 대장암 예방에도 도움이 된다. 유익균은 식이섬유를 발효시켜 단쇄지방산을 만든다. 단쇄지방산은 지방축적을 억제하고, 소비를 촉진하여 비만예방과 해소에 큰 도움이 된다.

얼마나 먹어야 하나?

바쁜 현대인은 서구화된 식생활과 건강하지 못한 식습관 때문에 우리 몸에 꼭 필요한 식이섬유 섭취가 부족하기 쉽다. 가공 처리된 인스턴트 음식과 육류 위주의 식사, 식이섬유 주요 공급원으로 백미와 김치에 의존하는 식생활은 식이섬유 섭취를 늘리는 식단으로 개선해나가는 노력을 해야 한다. 식이섬유 1일 섭취 권장량은 성인남자 25g, 성인여자 20g이다.

흰 밥보다 현미, 보리, 잡곡밥이 영양소와 식이섬유가 풍부하다. 채소와 과일, 해조류, 콩류, 버섯류 등이 식이섬유를 풍부하게 함유하고 있는 자연식품이다. 과일은 과당이 많으므로 너무 많이 섭취하지 않는 것이 좋다.

채소류와 곡류에는 셀룰로스와 헤미셀룰로스, 리그닌이 많고, 과일류에는 펙틴이, 해조류에는 알긴산이, 갑각류에는 키틴이 풍부하게 함유되어 있다.

　너무 많이 섭취하면 설사, 복부팽만 등의 부작용이 발생할 수 있고, 철분, 칼슘, 아연 같은 미네랄 흡수가 억제될 수 있다. 과민성 대장 증후군이나 게실, 염증성 장질환이 있는 경우는 다량 섭취로 인한 부작용을 주의해야 한다.

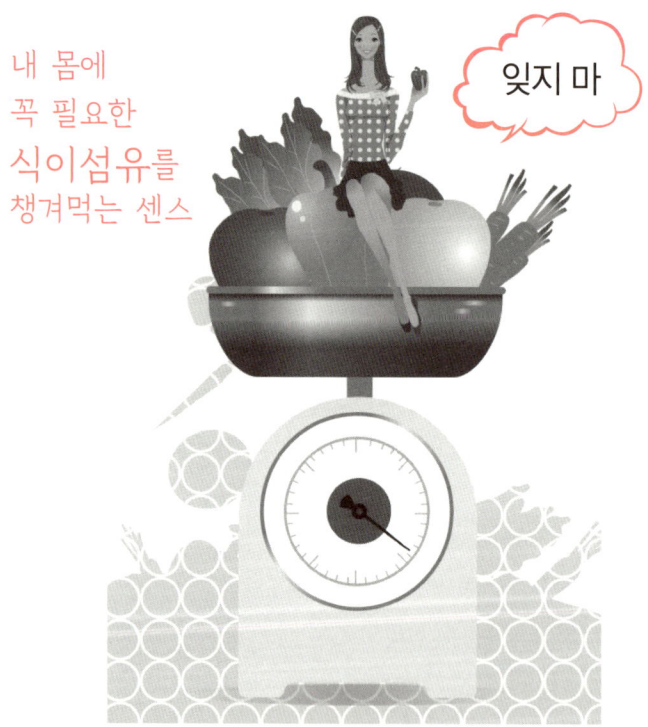

내가 변하면 세상이 달라진다

함태현(가명. 남, 42세) 수기
- 4주 만에 15kg 감량
- 9주 만에 22kg 감량(85kg → 63kg)
- 허리 37인치 → 32인치
- 25개월째 유지

평소 몸을 많이 쓰는 직업을 가진 저는 가래기침이 심하고, 계단을 조금만 올라가도 숨이 차서 힘이 들었습니다. 건강을 위해서 면역 다이어트를 한번 해 보는 것이 어떻겠느냐고 지인이 권해 왔습니다. IDA(면역 다이어트 아카데미)에 참여할 시간적 여유가 없어 개인적으로 코치를 받으며 진행을 했습니다. 처음엔 기대를 별로 하지 않았는데 1주 만에 눈에 띄게 달라지는 모습을 보고 제대로 한번 해 보고 싶은 욕심이 생겼습니다. 15kg 감량 목표를 4주 만에 달성하고 보니 자신감이 생겼고, 코치님이 알려 주는 대로 따라 하다 보니 총 22kg을 감량할 수 있었습니다. 특히 만삭 같던 배불뚝이 뱃살이 자취를 감춘 것이 신기합니다. 면역 다이어트를 만나 건강해진 것은 물론이고 멋진 몸매까지 덤으로 얻게 되어 말할 수 없이 기분이 좋습니다. 내가 변하니 세상이 달라 보입니다. 면역 다이어트를 만난 것은 제겐 큰 행운입니다. 세심하고 친절하게 도와주신 코치님께 진심으로 감사드립니다.

6장

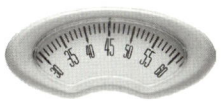

더 이상 실패는 없다
: 성공은 작은 것으로부터 시작된다

나에겐 절실한 이유가 있는가?

**의지만으론
부족하다**

우리나라 20세 이상 여성 2,000명에게 실시한 한 설문조사에서 90% 이상이 다이어트를 하고 있거나 할 예정이라고 한다. 이렇게 많은 사람이 다이어트에 도전하는데 실제로 성공하는 경우는 많지 않다. 다이어트 방법이 아무리 좋고 효과적이라 한들 반드시 성공하겠다는 강한 의지가 없다면 소용이 없다. 누군가는 이렇게 반문할지도 모르겠다. "다이어트를 하면서 꼭 성공하겠다는 의지 없이 시작하는 사람이 어디 있느냐?"라고. 맞는 말이다. 다이어트는 사실 외롭고 힘든 과정이라 강한 의지는 필수다. 그러나 의지만으로는 부족하다. 꼭 해야만 하고, 꼭 성공해야만 하는 절실한 이유가 있어야 한다. 그래야 성공할 가능성이 높다.

나에겐 절실한
이유가 있는지 물어보라

다이어트를 위해 클리닉을 찾는 사람들에게 제일 먼저 물어보는 말이 있다. "왜 살을 빼고 싶으세요?"라고 물으면 이유는 정말 다양하다. 그러면 다시 한 번 물어 본다. "정말 절실하십니까?"라고. 절실한 이유가 있는 사람들이 다이어트 성공률이 아주 높기 때문이다. 어느 날 갑자기 거울을 보다 '살을 한번 빼볼까?' 해서 온 경우, '주변 동료나 친구, 혹은 연인이 살을 빼라고 해서 왔다'거나, 자신은 별생각이 없는데 엄마 손에 끌려온 사람들은 성공률이 상당히 낮다.

반면에 다이어트를 해야만 하는 절실한 이유가 있는 사람들은 다소 힘이 들고 어려워도 쉽게 포기하지 않는다. 끝까지 잘 참고 노력해 성공하고야 만다. 결혼을 앞둔 예비신부, 면접을 앞둔 취업준비생, 스튜어디스나 아나운서, 가수, 탤런트 등을 지망하는 준비생, 무릎 관절염이나 건강상의 문제로 의사로부터 살을 빼라고 권유받은 분들, 비만으로 인한 불임치료를 받는 분들, 직업상 반드시 살을 빼야 하는 사람들은 성공률이 아주 높다. 그들에겐 다이어트를 해야만 하고, 꼭 성공해야만 하는 절실한 이유가 있기 때문이다. 다이어트를 하려고 하십니까? 그렇다면 무엇보다 먼저 '살을 빼야 하는 절실한 이유'가 있는지 생각해 보십시오.

지옥에서 천국으로

김지은(가명, 여, 29세) 수기
- 4개월 만에 15kg, 6개월 만에 17kg 감량(69kg → 52kg)
- 77 사이즈 → 55 사이즈
- 2년째 유지

지독한 가난에도 부모님께 효도하고 싶어 정말 열심히 살았습니다. 저는 연예인 지망생으로 낮에는 연극배우로, 밤에는 아르바이트로 열정을 쏟으며 꿈을 이루기 위해 열심히 살았습니다. 단벌옷으로 길거리 텐트에서 지낼지라도 꿈이 있어 행복했습니다. 하지만 건강은 너무나 나빠져 버렸습니다. 몸을 제대로 돌보지 못하며 방치한 결과는 끔찍한 결과로 돌아왔습니다. 잦은 장염과 급성 바이러스성 신우신염으로 응급실에 실려 가기도 했고, 설상가상으로 교통사고까지 나서 입원까지 해야 했습니다. 그러면서 급격히 살이 찌기 시작했습니다.

연예기획사에서 캐스팅노 틀어왔시만 할 수가 없었습니다. 다시 무대에 서기 위해 살을 빼기로 결심하고 안 해본 다이어트가 없을 정도로 필사적으로 매달렸습니다. 아침에 일어나 무용연습 5시간, 노래연습 4시간, 운동 5시간을 매일 하였더니 처음에는 빠지던 살이 어느 순간 더 이상은 빠지지 않고 멈춰 버렸습니다. 최후 수단으로 한 달 동안 하루에 두유 200mL와 아몬드 5알을 먹고 8시간씩 산에 올랐습니다. 드디어 무대에 오르기 전 14kg을 감량하는 데 성공했으나 결국 무대에 오르지 못하고 쓰러졌습니다.

꿈은 자꾸 멀어져만 가고, 그렇다고 꿈을 포기할 수는 없어 방황을 하게 되면서 대인기피증과 우울증으로 집안에만 틀어박혀 살게 되었습니다. 일주일 만에 다이어트 전보다 더 살이 찌는 요요가 찾아왔습니다. 그리고 불규칙하던 월경이 급기야 6개월이나 하지 않아 산부인과를 찾아갔습니다. 선천성 다낭성 증후군으로 호르몬 불균형에다 살까지 쪄서 불임이 될 가능성이 있다는 담당 의사선생님의 말을 듣고 하염없이 눈물이 났습니다. 그날 저녁 저는 잠자리에 누우면서 "이대로 눈을 감으면 다시 뜨고 싶지 않다. 아침이 오지 않았으면 좋겠다"고 생각했습니다. 아무도 꺼내 주지 않는 이불 속이 편하게만 느껴졌습니다.

엄마 손에 이끌려 IDA(면역 다이어트 아카데미)에 등록한 후 첫 시간에는 저도 모르게 눈물이 났습니다. 저보다 나이가 많으신 분들, 저와 같이 힘든 시간을 보내고 첫발을 내딛는 분들이 계셔서 위안이 되었습니다. 그분들을 보면서 "나도 할 수 있겠다"는 희망과 용기가 생겼습니다. 아니 꼭 성공하고 싶었습니다. 건강하고 예쁜 몸매로 다시 태어나 무대에 꼭 다시 서고 싶었습니다. 조원들과 코치님이 응원과 격려를 해 주셔서 큰 힘이 되었고, 함께 울고 웃으며 코치하는 대로 열심히 따라 하다 보니 신기하고 놀라운 변화를 체험하게 되었습니다. 4개월 만에 15kg, 6개월 만에 17kg을 건강하게 감량하여 69kg에서 52kg이 되었습니다. 사이즈는 77에서 55로 변했습니다. 끊겼던 월경이 돌아오고 몸매가 살아나면서 건강도 좋아졌습니다. 더욱 반갑고 감사한 것은 예전의 밝은 성격의 나로 돌아오고 있는 자신을 발견하고 행복한 웃음을 되찾았다는 것입니다. 면역 다이어트는 지옥에서 신음하고 있는 저를 천국으로 건져 준 구원의 방주였습니다.

감량 목표를 정확히 설정하라

다이어트를 하는 사람들은 누구나 다 성공하고 싶지만 잘못된 다이어트 방법을 선택하거나 무리하게 높은 감량 목표를 설정하는 경우 실패할 가능성이 높다. 적절하고 구체적인 목표 설정 없이 막연히 살빼기를 시도한다면 중간에 흐지부지되는 경우가 많다. 무리한 감량 목표는 조급함과 무리수를 야기해 실패하기 쉽다. 짧은 기간 과도한 감량 속도는 요요뿐만 아니라 건강을 해칠 가능성이 높다. 따라서 현실적이고 적절한 감량 목표 설정이 중요하다.

일반적으로 1차 체중 감량 목표는 자기 체중의 5~10% 정도가 적절하다. 건강에 위협을 주는 심각한 고도비만인 경우는 이보다 좀 더 높은 10~20% 정도의 감량 목표를 설정하기도 한다. 그러나 건강 개선을 위해 다이어트를 하는 보통의 경우는 3~5% 정도의 감량만으로도 건강에 좋은 많은 변화를 경험할 수 있다. 1차 목표에 도달하면 성공했다는 자신감과 성취감을 맛볼 수 있다. 이때 얻은 자신감과 성취감은 다시 새로운 목표를 정하고, 차근차근 도전해 나가는 동기 부여와 동력이 된다. 반면에 한 번에 감량 목표치가 너무 높거나, 감량 기간이 너무 길 경우에는 지치거나 지루해 포기하기 쉽다.

예를 들어 키 160cm, 80kg인 경우, 21kg을 감량해야 체질량 지수(BMI) 기준 23의 표준체중 59kg이 된다. 이것은 초기 체중의 약 26%에 해당된다. 한번에 21kg을 감량할 수 있다면 좋겠지만 이것은 현실적으로 어렵다. 초기 체중의 5~10%인 4~8kg을 1차로 감량한다는 목표로 세운 뒤 성공을 하면, 유지와 다지기를 한 다음 다시 2차 감량에 들어가는 것이 좋다. 절대 조급해하지 말고 차근차근 추가 감량을 해나가는 것이 좋다. 욕심과 의욕만 앞선 나머지 무리한 목표 설정과 시도는 좌절과 실패를 부르는 지름길이다. 독하게 마음먹고 시도하여 운 좋게 1차에 성공했다 하더라도 바로 요요가 와서 실패의 쓴잔을 마시기 십상이다.

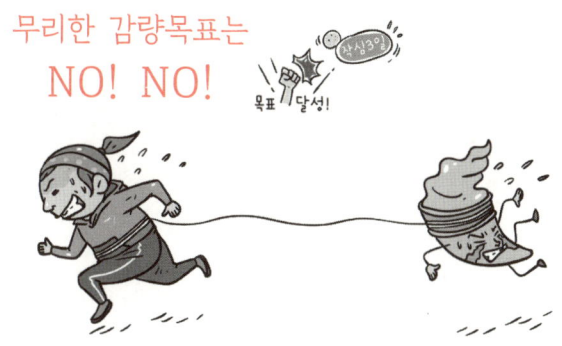

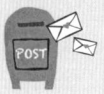

여자의 변신은 무죄!!

김은혜(가명. 여, 46세) 수기
- 8주 만에 12kg 감량(65kg → 53kg)
- 66 사이즈 → 44반 사이즈
- 2년 6개월째 유지

비교적 긍정적이고 잘 웃는 성격을 가진 저는 수많은 다이어트 실패 후에도 어쩔 수 없지 하고 포기하고 지내왔습니다. "내 몸은 살이 잘 안 빠지는 체질이고, 요요가 오는 것은 어쩔 수 없는 일이지!"라며 애써 위안으로 삼고 살았습니다. 그러나 몸이 무거워지니까 점차 나태해지고 무기력증에 빠져들기 시작했습니다. 건강에 대해 염려가 되기 시작했고 이대로 방치해서는 안 될 것 같아 불안한 마음이 커져 갔습니다.

지인으로부터 면역 다이어트를 소개받았을 때 많은 다이어트 실패 경험 때문에 한동안 망설였습니다. IDA(면역 다이어트 아카데미)에 등록하여 체계적으로 배우며, 격려와 세밀한 코치를 받아 8주 만에 12kg을 감량하여(65kg에서 53kg으로) 66 사이즈에서 44반 사이즈로 변신하였습니다. 또한 IDA 워킹쇼에 참가하여 색다른 즐거움도 맛보았습니다. 처음 시작할 때 우려했던 부작용과 요요는 기우에 불과했습니다. 건강이 정말 좋아졌을 뿐만 아니라 3년 넘게 잘 유지하고 있는 것이 참 신기하고 놀랍습니다. 뚱뚱한 아줌마에서 면역 다이어트를 만나 날씬한 아가씨(?)로의 변신은 정말 보람되고 행복한 일이 아닐 수 없습니다.

다이어트 성공 기준부터 바꿔라

체중계 눈금에 집착하지 마라

다이어트를 시작하면 대부분의 사람들이 열심히 하는 일이 있다. 체중계에 올라가 눈금을 확인하는 일이다. 어떤 사람들은 하루에도 몇 번씩 체중계를 오르내리며 눈금의 위치에 따라 행복해하기도 하고, 우울해하기도 한다. 제발 체중계는 잠시 잊어버리라고 당부를 하는데도 통하지 않는다. 살이 잘 빠지다가도 눈금이 제자리를 맴돌면 "오늘은 하나도 안 빠졌어요!"라며 낙담하는 경우를 많이 보게 된다. 이럴 땐 체중계 올라가는 일을 잠시 중단하는 것이 좋다. 다이어트를 통해 체중을 줄이고자 하는 것은 몸매를 예쁘게 만들고 싶기 때문이다. 체중은 똑같아도 근육과 체지방의 비율에 따라 날씬해 보일 수도 있고, 뚱뚱해 보일 수도 있다. 체중계 눈금은 잠시 잊자. 대신 사이즈에 눈을 돌리자. 체중변화는 적거나 그대로일지라도, 허리둘레가 줄어들거나 기존에 입던 옷이 헐겁게 느껴진다면 다이어트가 제대로 진행되고 있다는 증거다.

50세 직장맘인 Y씨, 73kg에 100 사이즈를 입는다. 비교적 작은 키에 뚱뚱한 몸매로 복부비만이 심했다. 외모에 자신감도 떨어지고 체력에 한계를 느껴 다이어트를 하기로 결심했다. 면역 다이어트를 시작한 지 3주 만에 5kg을 감량했다. 그런데도 빠른 시간에 더 많은 감량을 원했던 그녀로서는 실망감이 컸던지 많은 불평과 불만을 쏟아내는 것이 아닌가! 자신은 최소 10kg 정도 감량을 기대하고 있었는데 기대치의 반밖에 안 된다며 계속 다이어트를 해야 할지 고민스럽다고 한다. 그런데 체중은 5kg 빠졌지만 체지방은 33.4kg에서 29.3kg으로 4.1kg이나 감소되었다. 처음엔 체중계에 올라가면 조금씩 내려가는 눈금에 신이 나고 목소리에 힘이 실렸다. 그런데 어느 순간 체중계 눈금은 별 변화가 없자 초조해지기 시작했다. 당분간 체중계에 올라가지 말라는 말은 귓등을 스치기만 한다. 한눈에 봐도 만삭 같던 복부가 많이 들어가 있었다. 기존에 입던 옷이 어떻게 느껴지는지 물었더니 꽉 끼던 옷이 헐렁해지는 것을 느낀단다. 그런데도 체중이 5kg밖에 안 빠져 속상하다고 한다. '성공적인 다이어트는 체중이 아니라 체지방 감소에 있다'는 것을 거듭 말해 주어도 왜 그렇게 체중계 눈금에 목을 매는지 모르겠다.

체중계나 인바디(체성분측정기)의 체중수치에 더 이상 일희일비하지 말고 그냥 참고만 하자. 체수분량에 따라, 기계에 따라, 회사에 따라 오차가 발생할 수 있기 때문에 맹신하지 마라. 다이어트가 올바르게 진행되고 있는지를 판단하는 가장 쉽고 정확한 기준은 허리둘레와 기존 옷 사이즈의 변화라는 것을 잊지 말자. 건강을 해치는 주범인 복부비만은 내장 사이사이에 낀 지방 때문이다. 내장지방이 증가하면 각종 대사성 질환과 암 발생 위험성이 높아진다. 체중계 눈금보다 허리둘레 사이즈에 더 신경 써야 하는 이유다. 건강을 위해서라도 허리둘레 변화에 더 집중하라.

같은 몸무게, 다른 느낌!
체중보다 체지방이다

"나도 처녀 적엔 40kg대였는데!" 다이어트 하는 여성들에게서 자주 듣는 말이다. 성공적인 다이어트로 55 사이즈 옷을 입게 된 여성이 꿈의 44 사이즈에 도전하겠다고 애쓰는 것을 보기도 한다. 그 키에 그 정도 몸무게이면 괜찮은 편인데도 기를 쓰고 4자에 입성하겠다고 난리다. 여성들에겐 40kg대, 44 사이즈는 오매불망 도전의지를 불태우는 꿈의 숫자인가 보다. 많은 여성이 다이어트를 하는 이유는 날씬하게 보이고 싶어서이다. 체중은 많이 빠졌지만 별로 티가 안 나는 경우가 있다. 사람들이 날씬해졌다고 말해 주기를 은근히 기대하지만 다른 사람들의 무반응에 속상하기만 하다. 이런 경우는 체지방보다 체수분이나 근육 위주로 빠졌기 때문이다. 그런데 체중은 별로 안 빠졌지만 체지방이 많이 빠진 경우는 주위 사람들이 '아주 날씬해지고 예뻐졌다'는 이야기를 해서 흐뭇해한다.

만약 당신이 친구와 몸무게가 비슷한데도 더 뚱뚱해 보인다면 정말 속상하고 화가 날 일이다. 몸무게 차이가 나는 것이 아닌데도 친구는 더 날씬해 보이고, 당신은 더 뚱뚱해 보이는 이유는 뭘까? 비밀은 체지방과 근육의 비율 차이에 있다. 똑같은 1kg의 무게라면 지방은 근육에 비해 30% 정도 부피가 더 나간다. 따라서 같은 몸무게라도 체지방의 비율이 높을수록 더 뚱뚱해 보이고, 체지방이 적을수록 더 날씬하게 보이는 것이다. 바꿔 말하면 체지방이 많이 빠질수록 더 날씬하게 보이는 것이다. 같은 몸무게지만 44 사이즈를 입을 수도 있고, 55 사이즈를 입을 수도 있는 마법 같은 일이 벌어진다. 진정한 성공 다이어트는 체중계의 숫자 감소보다 체지방 감소에 의한 몸매라인의 변화다. 지금 이 순간에도 체중계를 오르내리며 체중계 눈금에 일희일비하는 당신! 체중계는 잠시 잊어버리고 체지방과 미련 없이 이별하는 데 신경 쓰자.

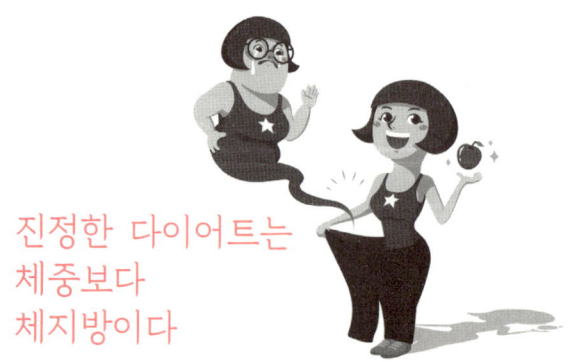

진정한 다이어트는
체중보다
체지방이다

신데렐라의 꿈

김유선(가명. 여, 60세) 수기
- 12주 만에 14kg 감량(63kg → 49kg)
- 77 사이즈 → 55 사이즈
- 3년째 유지

사는 게 힘들고 바빠서 저에게 투자(?)는커녕 신경 쓸 겨를도 없이 한평생을 정신 없이 살아왔습니다. 특히 복부 비만이 심해 배는 만삭인 임신부와 같았고, 고지혈 증에 무릎 관절이 좋지 않아 약만 먹고 지내던 중 지인을 통해 면역 다이어트를 알게 되었습니다. 두려움 반 기대 반으로 IDA(면역 다이어트 아카데미)에 등록하여 면역 다이어트를 시작하였습니다. 체계적으로 배울 수 있어서 좋았고, 많은 사람이 함께하기 때문에 혼자서 외롭게 해야 하는 부담 없이 재미있고 즐겁게 할 수가 있어서 더욱 좋았습니다.

건강을 위해, 내 몸을 위해 이렇게 시간과 돈과 노력을 투자한다는 것이 처음에는 사치로만 느껴졌습니다. 하지만 꼭 성공해서 그동안 소홀했던 저에게 보상을 하고 싶었습니다.

63kg에서 3개월 만에 14kg을 감량하여 49kg이 되었고, 77 사이즈에서 55 사이즈가 되었습니다. 건강을 회복하였고, 덤으로 날씬한 몸매도 얻었습니다. 전국 IDA 워킹쇼에 참가하여 우수상까지 받는 멋진 경험도 하였습니다. 나에게도 이런 날이 오다니 한동안 실감이 나지 않았습니다. 동화 속 신데렐라가 된 듯 제 인생이 달라졌습니다. 면역 디톡스 다이어트는 가장 확실한 최고의 성형이고, 가장 값진 자기 계발이라고 생각합니다. 알려야 할 사람도 많고, 코치해야 할 사람도 많아 매일 매일이 바쁘지만 저는 지금 무척 행복합니다. 신데렐라를 꿈꾸는 누구에게나 그 기회를 나눠 주고 싶습니다.

다이어트 훼방꾼, 스트레스를 날려 버려라

스트레스란 녀석은 비만을 부르기도 하고, 비만에서 탈출하고자 하는 의지를 꺾는 고약한 훼방꾼이다. 스트레스 없이 살아갈 수 있다면 얼마나 좋을까마는 세상살이가 어디 내 맘대로 되는 일인가! 현대를 살아가는 우리는 스트레스를 전혀 받지 않고 살아갈 수는 없다. 어찌 됐든 스트레스는 피할 수 없는 삶의 일부분이다.

다이어트 자체도 육체적, 정신적 스트레스로 다가온다. '스트레스는 만병의 근원이다'는 말은 우리가 잘 아는 사실이다. 스트레스는 면역력을 떨어뜨려 암을 비롯한 각종 질병을 유발한다. 또한 만성 스트레스로 인한 탄수화물 과다 섭취는 체중 조절 시스템을 흔들어 세트포인트를 올리는 주범 중 하나다. 스트레스를 받으면 자신도 모르게 먹을 것에 손이 가고, 제어가 되지 않는다는 사람들을 많이 본다. 그렇다면 스트레스를 받으면 왜 살이 찌기 쉬운 것일까? 스트레스와 비만은 어떤 관계가 있는 것일까?

스트레스를 받으면 콩팥 위에 있는 작은 부신이라는 곳에서 아드레날린과 스트레스 호르몬인 코르티솔이 분비된다. 아드레날린은 혈압을 올리고 근육을 긴장시킨다. 코르티솔은 식욕을 자극하여 탄수화물 섭취를 증가시킨다. 만성적인 스트레스는 혈액내 당수치를 계속해서 높게 유지시킨다. 그러면 혈당을 낮추기 위해 인슐린이 과다 분비되고 이는 결국 인슐린 저항성과 렙틴 저항성으로 이어진다. 결국 스트레스 호르몬인 코르티솔은 주로 복부에 지방을 차곡차곡 쌓아 놓는다. 스트레스로 교감신경이 지나치게 긴장하게 되면 면역세포인 과립구도 필요 이상으로 증가하게 되어 조직을 파괴하고 염증을 유발한다. 스트레스는 남성호르몬인 테스토스테론과 성장호르몬 수치를 떨어뜨린다. 테스토스테론의 농도가 줄어들면 근육량은 줄어들고 지방이 그 자리를 대신한다.

살 빼고 싶다면
스트레스를 해소하는 법부터 배워라

과도하지 않은 단기간의 스트레스는 우리 삶에 긍정적으로 작용한다. 우리 몸과 정신을 긴장시키고 집중력을 높여 일의 성취도를 높이고 활력을 준다. 문제는 현대인은 만성적인 정신적 스트레스에 과도하게 노출되어 있다는 것이다. 과도한 만성적인 스트레스는 단순히 살을 찌게 만드는 것을 넘어 건강에 좋지 않은 심각한 결과를 초래할 수도 있다. 면역력을 약화시켜 각종 감염성 질병과 암을 유발하고, 수명까지 단축

시킬 수도 있다. 긴장성 두통, 편두통, 피로, 수면장애, 위장 궤양, 고혈압, 뇌졸중, 심장마비 등의 원인이 되어 우리를 곤경에 빠뜨릴 수도 있다. 스트레스가 일시적인 경우에는 스트레스가 해소되면 코르티솔 수치가 낮아진다. 그러나 만성적인 스트레스 상황에서는 코르티솔 수치가 떨어질 새가 없다. 이런 상태에서 살을 뺀다는 것은 실패를 예약하는 것이나 다름없다.

40대 후반의 주부 K씨가 지방흡입을 위해 클리닉을 방문하였다. 어느 날 문득 거울에 비친 자신의 모습에 충격을 받았다고 한다. 그동안 자식 키우랴, 남편 뒷바라지하느라 정신없이 보내고 보니 남는 것은 얼굴에 훈장처럼 새겨진 주름과 펑퍼짐한 몸매다. 처녀 적엔 한 인물하고, 어디 내놓아도 빠지지 않던 몸매였는데! 허무함과 우울감이 쓰나미처럼 밀려왔다.

얼굴은 성형외과에서 수술과 시술의 도움을 받고, 다이어트를 시작하였다. 시중의 유행하는 웬만한 다이어트는 안 해본 것이 없을 정도로 해보았지만 부작용과 요요를 반복하며 자존감은 땅에 떨어졌고, 우울감은 더욱 심해졌다. 이럴 때면 달콤하고 부드러운 케이크, 아이스크림, 사탕, 초콜릿 등에 자신도 모르게 습관적으로 손이 갔다. 그러나 뒤이어 오는 자책감과 후회로 심한 마음고생과 함께 편두통까지 얻게 되었다. 살을 빼야 한다는 압박감과 좋아하는 음식을 먹지 못한다는 스트레스. 반복되는 다이어트와 실패는 엄청난 스트레스로 다가왔다. 스트레스에 대한 적절한 대처와 해소를 하지 않고서는 지방흡입을 한다 한들 돈 버리고 고생만 할 것이라는 사실은 불을 보듯 뻔하다. 그녀는 먼저 심리상담 및 치료가 급선무였다.

살면서 크든 작든 스트레스를 받을 수밖에 없지만 다이어트에 성공하고 싶다면 빨리 해소하는 것이 최선의 방법이다. 여유 있고 긍정적인 마음, 스트레스에서 빨리 벗어나려는 적극적인 마음을 갖는 것이 좋다. 혼자서 조절해 나가기 힘들거나, 벗어나기 힘든 버거운 경우라면 전문가의 도움을 받는 것이 좋다. 스트레스를 해소하는 방법은 열거할 수 없을 정도로 너무 많다. 나에게 맞고 좋아하는 방법을 찾아 실천해 나간다면 다이어트를 효과적으로 하는 데 도움이 된다.

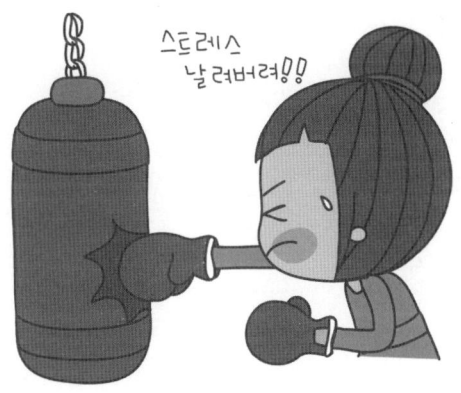

내 생애 마지막 다이어트

박희숙(가명, 여, 41세) 수기
- 12주 만에 34kg 감량(104kg → 70kg)
- 100 사이즈 → 66 사이즈
- 1년 6개월째 유지

저는 어려서부터 우량아로 40 평생을 살과의 전쟁을 벌이며 살아왔습니다. 초등학교 졸업 시 63kg, 중학교 졸업 시 75kg, 고등학교 졸업할 때는 107kg이었습니다. 항상 친구들과 주변 사람들로부터 무시와 조롱과 따가운 시선을 받으며 살아왔습니다. 저는 매사에 자신감도 잃고, 자존감도 이미 사라진 지 오래였습니다. 고등학교 졸업식 때 한복을 입어야 해서 한복을 맞추는데, 원단 폭이 모자라 두 폭을 이어서 맞추어야 했습니다. 그때 엄마께서 너무도 속이 상해서 눈물을 흘리시던 모습이 지금도 눈에 선합니다.

결혼 직전 이를 악물고 힘들게 다이어트를 해서 삼시 줄었던 몸무게는 나시 103kg으로 올라갔습니다. 겨우 말을 하기 시작하던 사랑하는 아들이 소파에 앉아 있던 저의 배를 쓰다듬으며 "엄마 배는 뚱뚱해!"라는 말을 하였습니다. 육아 스트레스와 우울증으로 힘들어하던 저는 아들의 이 말에 전기에 감전된 듯 충격을 받았습니다. 사랑하는 아들을 위해서도 이대로 살아서는 안 되겠다고 결심을 하고 본격적으로 다이어트를 하기 시작했습니다.

각종 운동, 원푸드 다이어트, 효소 다이어트, 각종 다이어트 식품, 양한방 다이어트에 이르기까지 안 해본 다이어트가 없을 정도로 살과의 전쟁을 치르느라 몸과 마음은 지쳐갔습니다. 빈혈과 하혈로 병원에 실려 가기도 했고, 온몸은 만신창이가 되어 통증과 씨름해야 했고 얼굴은 기미와 다크서클로 범벅이 되었습니다. 그러나 고생한 보람도 없이 번번이 요요가 와서 무기력증과 우울증, 대인기피증, 죽음에 대한 공포까지 생겨 세상과 완전히 단절된 생활을 하며 고통스럽게 살고 있었습니다.

그런 저에게 희망의 빛이 찾아왔습니다. 지인을 통해 면역 다이어트를 소개받았을 때 지금껏 해 왔던 수많은 다이어트와 다를 것이 없다고 생각했습니다. 속는 셈 치고 한번 해 보라는 거듭된 설득과, 너무나도 건강해지고 예뻐진 지인 언니를 보고 생애 마지막 다이어트를 해 보리라 결심했습니다. 면역 다이어트 아카데미(IDA)에 등록하며 기대 반, 걱정 반으로 다이어트를 시작하였습니다. 다이어트에 대한 기본 지식을 배우며, 여러 사람이 함께 체험담을 공유하고 서로 격려하면서, 세심한 코치까지 받으며 즐겁게 다이어트를 하였습니다.

3개월 만에 34kg을 감량하여 104kg에서 70kg으로, 허리둘레는 100 사이즈에서 66 사이즈로 새롭게 태어났습니다. 그리고 2년 넘게 잘 유지하고 있습니다. 그동안 나를 희망 없는 사슬에 얽매여 왔던 육체적·정신적 고통에서 완전히 해방되었습니다. 부작용 없이 건강하고 예쁘게 달라진 저의 모습이 믿기지도 않고 그저 꿈만 꾸는 것 같습니다. 그동안 값비싼 대가를 치른 저와 가족에게 미안하고 지난 삶이 후회스러웠습니다.

이제 저는 다시 태어났고 새로운 멋진 인생을 살아갈 것입니다. 저와 같은 아픔을 겪고 있는 많은 사람에게 건강과 희망을 전해 주고 싶습니다. 저는 자신 있게 말할 수 있습니다. "면역 다이어트를 만나면 살 빼는 일은 그리 어렵지 않다"고. "면역 다이어트를 만나면 행복해진다"고.

잘 자야
잘 빠진다

수면 부족,
살찔 가능성이 커진다

'미인은 잠꾸러기'라는 말이 있다. 여기서 미인은 단순히 얼굴이 예쁜 것만을 의미하진 않는다. 피부가 곱고 날씬한 사람을 이우르는 말이다. 적정체중을 유지하기 위해서는 적절한 수면이 필요하다. 생리학적인 관점에서 볼 때 적절한 수면량은 어느 정도일까? 미국 워싱턴 주립대학의 연구 결과에 의하면 7시간 미만의 수면은 비만 관련 유전자의 활동을 증가시킨 반면, 9시간 이상의 수면은 이 유전자의 활동을 억제시킨다고 한다. 하루 수면 시간이 10시간 이상으로 너무 길면 그만큼 신체 활동량이 줄어들게 되어 살이 찌기 쉽다. 개인차가 있겠지만 하루 수면 시간은 7~8시간 정도가 적당하다.

수면 시간도 중요하지만 수면의 질 역시 중요하다. 깊고 충분히 숙면을 할수록 체중 감량에 유리하다. 수면 부족은 우리 몸에 또 하나의 스트레스로 작용하기 때문이다. 스트레스는 코르티솔 호르몬의 분비가 증가해 식욕 증대와 지방 축적을 촉진하고, 세로토닌 호르몬의 분비가 줄어들어 칼로리 높은 단 것을 찾게 해 비만을 초래한다. 수면 시간이 짧으면 식욕을 억제하는 렙틴 호르몬은 저하되고, 식욕을 촉진하는 그렐린 호르몬의 분비가 증가하여 식욕이 늘어난다. 밤을 낮 삼아 활동하는 올빼미족들은 수면 부족뿐만 아니라 잦은 고칼로리 야식이나 간식 섭취와 신체 활동량 부족으로 체중 증가가 되기 쉽다. 잠이 부족하면 신체 피로가 쌓여 낮에 매우 졸리고 집중력이 떨어지게 되며, 신체적 정신적 활동이 줄어들게 된다. 결국 살이 찌는 이유가 된다.

수면 시간도 중요하지만 잠자리에 드는 시간, 즉 몇 시부터 몇 시까지 잤는지도 중요하다. 수면은 낮 동안 지치고 상처 난 몸을 방해받지 않고 최적화하는 시간이다. 성장호르몬과 멜라토닌 등 각종 호르몬 분비가 가장 왕성한 밤 10시~새벽 2시에는 수면을 취하는 것이 좋다. 성장 호르몬은 신진대사를 촉진하고 지방 합성을 억제해 살이 찌는 것을 막아주는 역할을 한다.

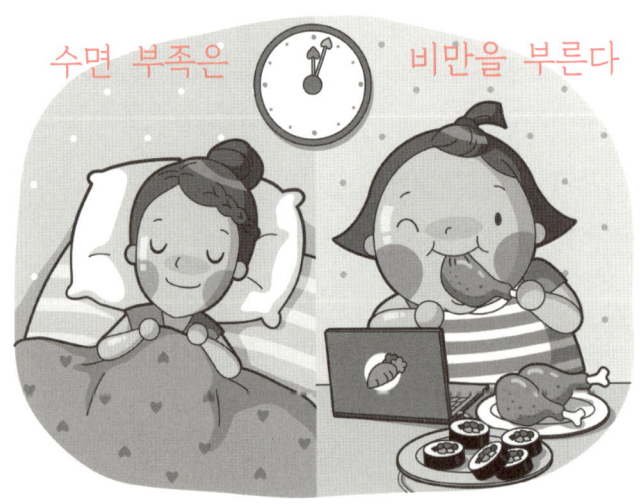

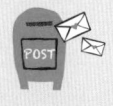

거울 공주

김연주(가명, 여, 34세) 수기
- 12주 만에 20kg(체지방 10kg) 감량(76kg → 56kg)
- 88 사이즈 → 55반 사이즈
- 27개월째 유지

둘째 아이를 출산 후 육아 스트레스와 산후 우울증으로 20kg 가까이 몸무게가 늘어 76kg이 되었습니다. 무릎 관절에도 무리가 오고 걷는 것도 힘들어졌습니다. 꾸준히 운동과 식이요법을 하였지만 몸무게는 요지부동이었습니다. 무거워진 몸은 자꾸만 나태해졌고, 자신감은 곤두박질치고 건강도 염려되었습니다. 밤에는 숙면을 취하지 못해 일상생활은 활력이 떨어져 갔습니다.

어머니의 권유로 면역 다이어트 아카데미에 등록해서 면역 다이어트를 체험했습니다. 세 번에 걸쳐 면역 디톡스를 하며 코치님의 세심한 안내와 격려를 받으며 프로그램대로 따라서 열심히 했습니다. 20kg(체지방 10kg 감량)을 부작용 없이 건강하게 감량하여 76kg에서 56kg으로, 88 사이즈에서 55반 사이즈가 되었습니다. 그리고 2년 넘게 잘 유지하고 있습니다. 이렇게 건강하고 멋진 모습으로 변할 거라고는 상상도 하지 못했습니다. 거울을 볼 때마다 나 자신이라고는 믿기지 않아 놀라곤 합니다.

잘 먹어야
빠진다

식사는 거르지 말고
제때 하라

우리 몸은 풍족한 때보다 부족할 때를 대비하는 것에 더 적극적이다. 예를 들어 가정 경제를 생각해 보자. 일정한 수입이 매달 생활비로 들어온다면 크게 긴장하거나 긴축정책을 쓸 필요가 없다. 그런데 수입이 일정치 않고 들쑥날쑥하다면 위기의식을 느껴 긴축정책을 펴고 만약의 경우를 대비해서 저축을 하게 된다. 우리 몸도 마찬가지다.

하루에 섭취하는 전체 칼로리가 똑같아도 식사를 규칙적으로 하는 사람과 불규칙적으로 하는 사람은 에너지 시스템이 다르게 작동된다. 매일 일정한 시간에 식사를 해서 필요한 에너지가 공급되면 우리 몸은 안심하고 섭취한 칼로리를 모두 사용하게 된다. 그러나 식사 시간이 일정치 않고 불규칙하다면 체중 조절 시스템은 혼란을 느끼고 긴장을 하게 된다. 인체는 비상사태에 대비해서 체중 조절 시스템의 스위치를 소비모드에서 저장모드로 돌려놓게 된다. 즉 몸에 들어온 칼로리를 최대한 기초대사량을 낮추어 절약하고, 남는 칼로리는 비상식량으로 쓸 체지방으로 저장하게 된다. 따라서 정해진 시간에 규칙적으로 식사를 하는 습관은 다이어트에 매우 중요하다.

하루 세끼 식사는 꼭 해라

건강하게 체중 감량을 하기 원한다면 끼니를 거르지 말고, 일정 시간에 식사를 하는 것이 무엇보다 중요하다. 하루 세끼 식사와 식사 사이에 간식을 먹는 것도 좋다. 특히 점심과 저녁 사이가 길면 오후 4시 전후로 가볍게 간식을 먹는 것도 좋은 방법이다. 공복감을 느끼지 않는 식사와 식사 사이의 간격은 4~5시간이다. 따라서 최대 6시간을 넘기지 않도록 하는 것이 좋다. 사정상 부득이하게 식사 간격이 길어질 경우에는 중간에 칼로리가 낮은 간식을 먹거나 미리 다음 식사를 하는 것이 좋다.

다이어트를 하는 사람들 대부분은 체중 감량을 위해 하루 식사를 한 끼 혹은 두 끼만 하는 것을 볼 수 있다. 한 끼를 거르게 되면 허기가 져서 과식이나 폭식을 할 가능성이 커진다. 또한 중간에 즐기는 간식거리는 주로 고칼로리 탄수화물이라 포만감이 적어 상당한 양을 먹으면서도 정작 잘 인식하지 못한다. 이런 사람이 세끼 식사를 정해진 시간에 규칙적으로 하게 되면 폭식이나 과식의 위험이 줄어들고, 필요 없는 간식의 유혹에 빠지지 않게 되어 조금씩 살이 빠진다.

하루 세끼를 거르지 않고 꼬박꼬박 먹고 있고, 하루 종일 밥 한 공기 정도밖에 먹지 않는데도 살이 빠지지 않는다고 고민하는 사람들이 있다. 식사 외에 간식이나 다른 주전부리를 먹지 않는다면, 이 정도 식사량이라면 당연히 살이 빠져야 한다. 그런데 왜일까? 자세히 들여다보면 이런 사람들은 밥은 적게 먹지만 반찬으로 상당한 칼로리를 섭취하는 것을 볼 수 있다. 반찬은 밥 못지않게 칼로리가 꽤 높다. 반찬의 양과 질에도 신경 써야 한다. 밥 양만 줄인다고 다는 아니다.

세끼 중에서도 아침식사는 가장 중요하다. 저녁식사 후 12시간 남짓 음식을 먹지 않는 밤 사이의 긴 공복 상태를 지나므로 아침에는 혈당농도가 낮아져 있어 연료가 필요하다. 아침을 거른다면 몸은 '기아상태'에 대한 위기감을 느껴 잔뜩 긴장한다. 긴장한 몸은 대비책으로 점심에 들어오는 에너지는 비상식량인 지방으로 저장해 두려고 한다. 몸을 긴장시키지 않는 활기찬 하루를 시작하기 위해서는 아침은 꼭 챙겨 먹어야 한다.

미국에서 14kg 이상 체중을 감량하고, 일 년 이상 잘 유지하고 있는 3,000명을 대상으로 아침식사에 대한 조사를 했다. 조사 대상자 중 '아침을 먹지 않는다'고 응답한 사람은 4%에 불과하지만 78%가 '매일 꼬박꼬박 아침을 챙겨 먹는다'고 응답을 했다. 아침식사를 잘 챙겨먹는 것은 체중 감량을 위해서도, 감량된 체중을 잘 유지하기 위해서도 매우 중요하다는 사실을 말해 준다. 바쁜 일상으로 시간에 쫓긴다고, 입맛이 없다고, 아침 챙겨먹는 것이 번거롭고 귀찮다고 대충 때우거나 건너뛴다면 지금부터라도 아침식사는 사수하자.

저녁식사는 잠자리에 들기 3시간 전에는 마치는 것이 좋다. 신진대사 속도는 깨어 있을 때보다 잠들어 있을 때 현저히 떨어진다. 늦은 저녁식사나 밤참은 에너지 소비량이 감소해 섭취된 에너지의 대부분이 지방으로 쌓이게 된다. 또한 밤참은 더딘 소화로 다음 날 아침 입맛을 떨어뜨려 아침식사를 거르게 하는 악순환을 반복하게 한다. 밤참을 끊지 못한다면 성공적인 다이어트는 요원하다. '저녁 6시 이후에는 물도 마시면 안 된다'는 잘못된 다이어트 상식에 사로잡혀 너무 이른 저녁식사로 출출함과 싸우다 밤참의 유혹에 넘어가 후회하는 경우가 있다. 이럴 땐 오히려 저녁 7~8시라도 가볍게 저칼로리 음식을 섭취하는 것이 더 낫다.

칼로리보다
에너지 밀도에 신경 써라

체중 감량을 하려면 적게 먹고 많이 움직여야 한다. 그런데 사람들은 흔히 '적게 먹는 것'을 음식의 양을 줄이면 된다고 잘못 생각하고 있다.

무조건 음식의 양을 줄이는 금식, 절식, 원푸드 다이어트 등은 칼로리 섭취를 줄이는 방법 중에서도 가장 안 좋은 방법이다.

적게 먹는다는 것은 '음식의 양을 줄이는 것'을 의미하는 것이 아니라 '칼로리를 줄인다'는 뜻이다. 음식의 양을 줄이는 것은 두 가지 문제를 안고 있다. 하나는 양을 줄인다고 칼로리가 줄어드는 것은 아니라는 것이다. 다른 하나는 양이 줄면 포만감을 느끼기 어려워 배고픔에 직면할 수 있다는 것이다. 포만감은 먹는 칼로리가 아니라 먹는 양에 비례하기 때문이다. 음식 양이 지나치게 줄어 배고픔과 싸워야 한다면 다이어트를 지속하기도 성공하기도 어렵다. 살을 효과적으로 빼기 위해서는 섭취 칼로리는 줄이고 포만감은 충분히 유지할 수 있는 음식을 골라 섭취하는 지혜가 필요하다. 포만감을 유지하면서도 섭취 칼로리는 줄일 수 있다니 의아해할 수도 있다. 그 비밀은 바로 '에너지 밀도'에 있다.

에너지 밀도란 '식품의 단위 무게당 함유된 칼로리'를 나타내는 말이다. 적은 양인데 많은 칼로리를 가진다면 에너지 밀도가 높고, 많은 양인데 적은 칼로리를 가진다면 에너지 밀도가 낮다. 에너지 밀도가 높은 음식은 보통 당지수가 높고, 포화 지방과 트랜스 지방을 많이 포함하는 경우가 많다. 만약 같은 칼로리 내에서 식사를 한다고 할 때, 에너지 밀도가 높은 음식을 주로 먹는다면 양이 적어 포만감을 느끼기 어렵다. 반면에 에너지 밀도가 낮은 음식을 주로 먹는다면 많은 양을 먹을 수 있기 때문에 충분히 포만감을 느낄 수 있다. 한 연구에 의하면 에너지 밀도가 낮은 음식을 주로 먹은 여성은 하루 평균 250kcal, 남성은 425kcal를 덜 섭취하는 것으로 밝혀졌다. 에너지 밀도가 낮은 음식을 먹은 사람들의 필수 영양소 섭취량은 전혀 낮아지지 않았다는 것은 주목할 만하다.

에너지 밀도는 식품 구성 성분에 따라 달라진다. 수분 함량이 높거나 섬유소가 풍부한 식품은 에너지 밀도가 낮아 체중 감량에 도움이 된다. 반면에 설탕, 알코올, 지방 같은 성분이 많이 함유되어 있을수록 에너지 밀도가 높다. 같은 탄수화물 식품이라도 현미, 통밀이나 잡곡에 비해 가공을 많이 한 흰쌀이나 흰 밀가루로 만든 식품은 상대적으로 에너지 밀도가 높다. 각종 채소나 과일, 해초류 등이 에너지 밀도가 낮은 대표적인 식품이다. 생크림 케이크 1조각, 삼겹살 120g, 사과 3개, 귤 10개, 토마토 12개, 오이는 17개가 밥 한 공기의 칼로리(300kcal)에 해당된다. 백반 1인분은 약 600kcal다. 간식으로 케이크 2조각을 먹는다면 밥 한 끼를 더 먹는 셈이다. 만약 케이크 대신 사과나 토마토로 먹는다면 포만감을 충분히 느낄 수도 있고 칼로리 섭취를 훨씬 줄일 수 있다.

만약 당신이 칼로리를 줄이기 위해 음식 양을 줄인다면 배고픔과 싸워야 할 것이고, 음식을 먹을 때마다 일일이 칼로리 계산부터 한다면 시간 낭비만 하고 있을 뿐이다. 이 모두 스트레스만 쌓이는 일이다. 칼로리 섭취를 줄이기 위해 음식의 양을 무조건 줄이기보다는 음식의 종류를 바꾸는 것이 훨씬 효과적이고 현명하다. 에너지 밀도가 낮은 음식을 선택해 배불리 먹으면 된다. 그러면 더 이상 칼로리 계산을 하지 않아도 되고, 배고픔과 싸울 필요도 없다.

혹독한 대가 뒤에 얻은 행복

이민경(가명. 여, 49세) 수기
- 8주 만에 15kg 감량(80kg → 65kg)
- 99 사이즈 → 66 사이즈
- 3년 6개월째 유지

친정어머니의 권유로 원푸드 다이어트와 수지침으로 한 달간 무리하게 다이어트를 했습니다. 그러나 그 결과 끔찍하리만큼 혹독한 대가를 치러야 했습니다. 영양결핍으로 인한 빈혈과, 등에 생긴 국소 결핵으로 4번의 수술과 1년 6개월 동안 결핵약을 먹어야 했습니다. 몸무게는 89kg까지 불어났습니다. 값비싼 경험을 한 터라 지인으로부터 면역 다이어트를 소개받았을 때 많이 망설였습니다. 그러나 충분한 영양공급과 면역까지 올려주고, 맞춤형 프로그램과 밀착코치 덕분에 부작용 없이 2달 만에 80kg에서 65kg으로 15kg을 건강하게 감량하였습니다. 그리고 2년 넘게 잘 유지하고 있습니다.

요요 없이 생애 마지막 다이어트를 가능하게 하는 면역 다이어트를 통해 건강도 찾고 멋진 몸매로 새로운 인생을 살고 있습니다. 잘못된 한순간의 선택으로 얼마나 큰 대가를 치러야 하는지 절실히 체험한 저로서는 제대로 된 건강한 다이어트의 중요성을 주변 사람들에게 강력히 말합니다. 주변 사람들로부터 몰라보게 날씬해지고 예뻐졌다는 말을 들을 때면 참 행복합니다. 특히 아이들에게 피아노 레슨을 하고, 멋진 드레스를 입고 피아노 연주를 할 때면 더없는 행복감과 만족감을 느낍니다.

물 먹는 습관이
성공 다이어트로 이끈다

내 몸에
수분이 부족하다

물은 생명 유지를 위해 꼭 필요한 성분이자 우리 몸을 구성하는 중요한 요소다. 현대의학의 아버지로 불리는 히포크라테스는 뛰어난 치유력을 가진 물의 중요성을 강조했다. 세계보건기구(WHO)는 "좋은 물을 충분히 마시면 현재 질병의 80% 정도를 예방할 수 있다"고 하였다. 물은 세포를 구성하는 주된 성분이며 각종 영양소와 노폐물 등을 운반하고, 가수분해 등의 화학반응을 통해 대사작용에 관여하며 체온을 유지하는 등 생명유지에 없어서는 안 될 필수 요소다.

사람 몸은 정상 성인의 경우 체중의 약 60%, 신생아의 경우 무려 80% 정도가 물로 이루어져 있다. 하루 평균 2.5L의 물이 소변, 대변,

땀과 호흡 등으로 빠져나간다. 또한 다이어트 중에는 음식 섭취량이 줄기 때문에 음식을 통해 들어오는 수분도 줄어든다. 몸에서 물이 빠져나가기만 하고 보충이 안 된다면 수분 부족으로 인해 갖가지 증상과 질병을 초래한다. 인체 내에서 물이 약 1%만 부족해도 갈증을 느끼게 되고, 5% 이상 모자라면 집중력 장애와 환각 증상이 일어나며, 12% 정도가 부족하면 순환 장애나 신부전으로 사망에 이를 수도 있다. 현대인들은 절대적인 수분 부족으로 인한 만성 탈수로 고생하는 사람들이 의외로 많다. 물은 다이어트가 아니더라도 건강한 몸을 위해서 충분히 섭취해야 한다. 무엇보다도 중요한 물 마시는 습관, 이번 기회에 확실하게 만들어 보자.

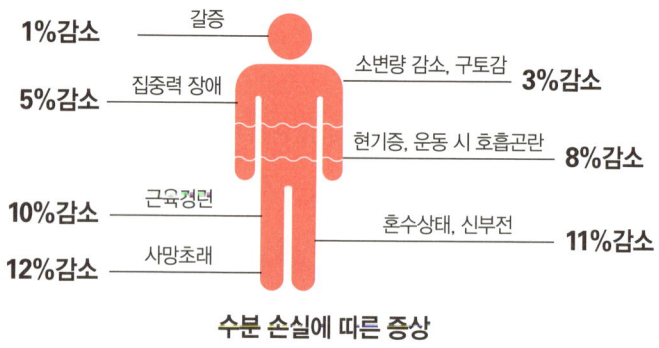

수분 손실에 따른 증상

물만 잘 마셔도
살이 빠진다

다이어트 중에는 물을 많이 마셔야 한다는 것은 대부분 잘 알고 있다. 그럼에도 물을 잘 마시지 않는다. 다이어트 중에는 기본적으로 음식 섭취량을 줄이기 때문에 음식을 통해 들어오는 수분의 양도 줄어들 수밖에 없다. 또한 몸속 탄수화물이 고갈되면서 다량의 물도 함께 소실되기 때문에 평상시보다 더 많은 물을 공급해 주어야 수분 부족 상태를 막을 수 있다. 물은 탄수화물, 단백질, 지방을 에너지로 사용하는 대사과정뿐만 아니라 우리 몸의 여러 가지 대사과정에 꼭 필요하기 때문에 충분히 공급해 주는 것이 아주 중요하다. 물만 먹어도 살이 찐다고 생각해 물마시기를 꺼리는 사람이 있다. 그러나 물은 칼로리가 없기 때문에 물을 마신다고 살이 찌지는 않는다. 사람에 따라 부종이 있어서 그렇게 보이는 것일 뿐이다. 다이어트 시작은 물 먹는 습관을 기르는 것에 있다고 해도 과언이 아니다.

◆ 식욕 억제에 도움이 된다

평소 충분히 수분 섭취를 해서 갈증을 미리 해소하면 식욕조절에도 도움이 된다. 식사 전에 마시는 물은 공복감을 감소시키고 포만감을 주어 과식이나 폭식의 위험성을 줄여 주는 효과도 있다.

가짜 배고픔에 속지 말자. 시상하부에는 '갈증중추'와 '식욕중추'가 함께 존재한다. 식욕중추는 '목마름'을 '배고픔'과 정확히 구분하지 못하고 종종 배고픔으로 잘못 인식하기도 한다. 이런 '가짜 배고픔'에 속아 불필요한 음식 섭취를 하게 되는 경우가 많다. 만약 배가 고프다면 먼저 물 한 잔을 마시고 잠시 기다려 보라. 그런 후에도 배고픔이 계속해서 느껴진다면 그것은 진짜 배고픔이다.

◆ **에너지 소비량을 증가시킨다**
물을 마신 후에는 장기 운동이 활성화되면서 신진대사량이 높아진다.

◆ **체내 독소와 노폐물의 배설에 도움이 된다**
체내에 쌓인 독소와 대사산물인 노폐물을 혈액으로 운반하고, 신장에서 배출하는 데 충분한 수분이 필요하다. 또한 변비 예방에도 좋아 장내 숙변 제거에 도움이 된다.

◆ **지방분해를 촉진한다**
체지방을 에너지원으로 사용하기 위해서는 충분한 수분이 필요하다. 물을 충분히 섭취하면 단백질 분해는 줄여 근육은 보전하고 지방분해는 증가시킨다.

물, 제대로 알고 마시자

우리 몸의 세포가 좋아하는 물은 인위적으로 가공 처리되지 않은 깨끗하고 순수한 자연 그대로의 물이다. 오염되지 않고 미네랄이 풍부하며, 용존산소를 함유한 약 알칼리성 물이 좋은 물이다. 해양 심층수, 광천수, 온천수, 생수 등이 안심하고 마실 수 있는 생리활성 기능이 있는 물이다. 물은 갈증을 느끼기 전에 미리 충분히 마셔 주는 것이 바람직하다. 갈증이 느껴지면 이미 몸에서 탈수현상이 진행되고 있는 것이다.

　세계보건기구(WHO)는 물을 하루에 1.5~2L(200mL 기준 8~10잔) 마시는 것이 건강에 좋다고 권고한다. 일반적으로 하루에 음식 섭취와 대사과정 중에 만들어지는 수분을 합쳐 약 1,400mL 정도다. 호흡과 피부, 대소변을 통해 하루에 소실 되는 수분의 양이 약 2,500mL 정도다. 따라서 하루에 부족한 1.1L 정도를 최소한 보충해 주어야 한다. 다이어트 중에는 음식 섭취가 줄기 때문에 하루 2L 이상은 섭취하는 것이 좋다.

　간단하게 하루에 마셔야 하는 물의 양을 계산하는 방법이 있다. 체중(kg)과 키(cm)를 더한 값을 100으로 나누면 된다. 가령 키 160cm, 체중 60kg인 성인이라면 하루에 약 2.2L〔(160cm+60kg)/100=2.2L〕정도는 마셔야 한다. 일반적으로 물을 하루에 2L 정도는 마셔야 한다는 것은 60kg 정상 성인을 기준으로 말하는 것이다.

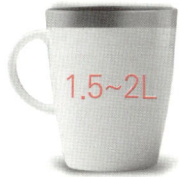

세계보건기구(WHO)
하루 물 섭취 권고량

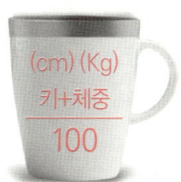

하루 섭취 물 필요량
구하기(L)

물은 가능한 여러 번에 나누어 조금씩 천천히 마시는 것이 좋다. 물의 흡수율도 높이고 몸에 무리를 주지 않기 때문이다. 잠을 자는 동안 호흡과 땀으로 수분을 많이 배출한 상태라 기상 직후는 탈수가 심한 상태다. 따라서 아침에 일어나자마자 물 한 잔을 마시는 것은 아주 좋은 습관이다. 잃어버린 수분을 보충해 주고, 장 기능을 촉진하고 신진대사를 원활히 하게 하여 노폐물을 배출하는 데 도움이 된다.

현대인들은 일상생활하면서 물보다 커피나 차, 음료수를 더 많이 마신다. 문제는 커피나 차 등을 마시면 수분을 충분히 섭취하고 있다고 생각한다는 것이다. 커피에 함유된 카페인은 강력한 이뇨작용으로 마신 양보다 2배나 많은 양의 물을 몸 밖으로 배출시킨다. 녹차, 둥굴레차, 옥수수 수염차, 맥주 등도 많은 양의 수분을 배출시킨다. 어떤 사람들은 이뇨작용이 부기 제거와 노폐물 배설에 도움이 되어 다이어트에 도움이 된다고 생각하기도 한다. 하지만 가뜩이나 물을 적게 마시는데 이뇨작용으로 인해 물이 더 빠져나가니 만성탈수 현상을 더 악화시킬 뿐만 아니라 건강상 심각한 문제를 야기할 수도 있다.

요즘 젊은 층에게 인기가 많은 에너지 음료의 남용으로 적잖은 부작용이 발생하고 있다. 카페인 함량이 높은 에너지 음료를 남용하면 교감신경계 호르몬인 '노르에피네프린'의 혈중 수치가 높아져 심혈관계에 나쁜 영향을 미치고, 다량의 카페인 이뇨작용 활성화로 많은 양의 수분과 칼슘 손실을 일으키기도 한다.

자유는 내 품에

김진희(가명. 여, 35세) 수기
- 8주 만에 14kg 감량(84kg → 70kg)
- 88 사이즈 → 55반 사이즈
- 2년째 유지 중

저는 오른쪽 팔에 '정맥 기형증'이 있어 고생을 했습니다. 통증으로 9년 가까이 진통제를 항상 먹어야 했고, 살과의 전쟁을 벌여 왔습니다. 지인이 건강을 위해 '면역 디톡스'를 해 보는 것이 어떻겠느냐는 제안을 했습니다. 지긋지긋한 팔의 통증에서 벗어날 수만 있다면 정말 좋겠다는 작은 희망을 안고 기대 반, 회의 반으로 면역 디톡스를 시작했습니다.

두 달 동안 일주일씩 5차례에 걸쳐 면역 디톡스를 통해 14kg을 감량할 수 있었습니다. 체중은 84kg에서 70kg으로, 88 사이즈에서 55반 사이즈가 되었고, 2년 가까이 잘 유지하고 있습니다. 그러나 체중 감량보다 더 좋은 것은 더 이상 진통제를 먹지 않아도 되었다는 것입니다. 통증 때문에 진통제를 달고 살았던 지난 9년의 세월이 그저 아련하게 느껴졌습니다. 이제 저는 통증에서 자유로워졌고 늘 달고 다녔던 '복실이'라는 꼬리표에서도 해방될 수 있었습니다. 아직 빼야 할 살이 남아 있고 완전한 자유를 위해 저는 다시 새로운 면역 디톡스 여행을 떠나려 합니다. 항상 가족같이 살뜰하게 챙겨주는 코치님이 있어 힘이 되고 든든합니다. 면역 다이어트를 통해 큰 꿈과 비전이 생겼습니다. 저를 필요로 하는 사람들에게 도움을 줄 수 있어 행복하고 감사합니다.

정체기를
잘 넘겨라

**체지방,
계단식으로 빠진다**

많은 사람이 다이어트를 하면 체중이 일직선으로 빠진다고 생각하는 경향이 있다. 하지만 체중은 감량과 정체기를 반복하며 계단식으로 빠진다. 본격적으로 다이어트를 시작하면 대개 첫 1~2주는 눈에 띄게 빠르게 체중 감소가 일어난다. 그러나 잘 빠지는듯하던 체중이 점차 감량 속도가 떨어지다 어느 순간 더 이상 빠지지 않는 정체기를 경험하게 된다.

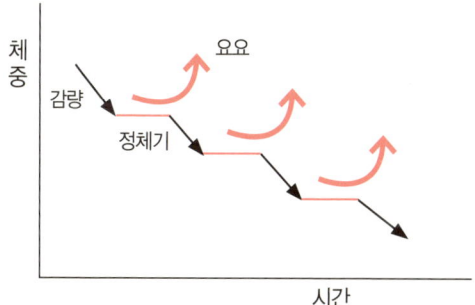

　다이어트 초기의 빠른 체중 감량은 체지방 감소보다는 근육과 수분이 상당 부분 빠져나간 결과다. 저장되어 있던 탄수화물과 단백질이 어느 정도 소모되면 본격적으로 체지방이 연소되기 시작한다. 이때는 체중 변화 속도는 초기의 빠른 감량 속도에 비해 더딘 편이다. 하지만 다이어트는 정상적으로 잘 진행되고 있기 때문에 조급해하거나 걱정할 필요 없다.

　잘 빠지던 체중이 점차 잘 안 빠지는 이유는 다이어트에 몸이 빠르게 적응해 나가기 때문이다. 줄어든 칼로리 섭취와 체중감소에 몸은 위기 상황이라 인식하고 잔뜩 긴장하여 더 이상 체지방이 빠지지 않도록 노력한다.

　정체기는 사람마다 다르게 나타난다. 정체기는 체중 감소 속도와 양에 따라 달라지기 때문이다. 체중이 짧은 시간에 많은 양이 줄면 정체기는 더 길고 강하게 나타난다. 잦은 다이어트와 요요현상을 많이 경험한 사람은 초기에 체중이 잘 빠지지 않는다. 특히 굶는 다이어트를 여러 번 한 사람은 기초대사량이 현저히 떨어져 있고, 반복된 학습효과로 정체기가 더 강하고 오래 지속되는 경향이 있다.

 남들은 잘도 빠지는데 나는 변화가 없다고 좌절하거나 실망할 필요 없다. 여유를 가지고 느긋한 마음으로 기다릴 줄 알아야 하고, 정체기를 잘 넘기면 추가 감량이 일어난다는 믿음을 가져야 한다. 안타깝게도 이 정체기를 이해하지 못하고 실망한 나머지 중도에 포기하는 사람들이 있다. 정체기를 잘 이겨내지 못하고 포기하면 오히려 급속도로 체중이 불어나 '요요'라는 달갑지 않은 손님이 찾아온다.

정체기를 극복하려면?

 성체기는 추가 감량을 위한 준비 기간이라고 생각하고 식이요법과 운동을 계속해 나가야 한다. 균형 잡힌 영양소의 저칼로리 식사와 충분한 단백질 섭취, 운동량을 늘리면 근육량이 늘어나 기초대사량이 증가하면서 체중은 조금씩 서서히 빠지기 시작한다.
 우리 몸은 섭취 에너지의 감소에 매우 빠르게 적응해 에너지 소비를 줄여 균형을 맞추려고 애쓴다. 에너지 섭취량을 좀 더 줄이든지, 운동강도나 운동량을 높여 이 균형을 깨트리면 속도의 차이가 있을 뿐 결국 체중은 다시 빠진다.

다이어트를 한다고 굶거나 식사량을 극도로 줄인 사람들이 규칙적으로 제대로 먹는 다이어트를 하게 되면 체중이 일시적으로 늘어나기도 한다. 이것은 그동안 부족한 영양소와 칼로리가 충분히 공급되어 건강해졌다는 표시이므로 불안할 필요 없다. 믿음을 가지고 균형 잡힌 영양소의 저칼로리 식단과 활동량을 늘려가는 노력을 지속해 나가야 한다. 그러면 어느 순간부터 살이 빠지기 시작한다. 체중은 별 변화가 없이 그대로거나 오히려 조금 늘더라도 옷 사이즈가 줄어들고 있다면 안심해도 된다. 체지방은 줄고 근육량이 늘면서 날씬해지고 있다는 증거이기 때문이다.

정체기, 누구에게나 오는 자연스러운 과정이다. 그렇다고 피할 수 없는 불청객도 아니다. 제대로 다이어트를 진행한다면 긴 정체기 없이 목표체중까지 성공적으로 도달할 수 있다. 포기하지 말고 느긋한 마음으로 식사조절과 운동을 꾸준히 해나간다면 살은 빠지게 되어 있다.

나의 희망, 나의 구세주

류영숙(가명. 여, 33세) 수기
- 8주 만에 22kg 감량(135kg → 113kg)
- 4XL 사이즈 → 2XL 사이즈
- 1년 6개월째 유지

저는 태어나면서 4.9kg 우량아로 태어나 소아비만으로 쭉 커왔고, 중학교 입학하면서부터는 100kg이 넘는 거구로 살아왔습니다. 운동, 식품, 한약, 각종 다이어트 등 웬만한 다이어트는 안 해본 것이 없을 정도로 살과의 전쟁을 벌여 왔으나 요요가 오고, 또 다른 다이어트를 하는 악순환은 계속되었습니다. 결혼하고 출산 후에는 체중이 150kg까지 늘어 급기야 위밴드 수술까지 하게 되었습니다. 수술 후 30kg을 감량하였습니다. 그러나 둘째 아이를 임신해 위밴드를 살짝 풀었고 다시 140kg이 되었습니다. 절망으로 낙심하고 있던 때, 면역 다이어트를 만나게 되었습니다. 해독뿐만 아니라 비만 바이러스까지 해결해 주어 몸이 건강해지면 살이 저절로 빠진다는 점이 흥미로웠습니다. IDA(면역 다이어트 아카데미)를 통한 교육과 프로그램, 세심한 코칭까지 체계적이고 완벽한 시스템이 신뢰를 주었습니다. 전에는 혼자서 외롭고 힘들게 다이어트를 했는데 많은 사람이 함께할 수 있어서 재미있고 힘들지 않게 할 수 있어서 정말 좋았습니다.

8주 만에 부작용 없이 건강하게 22kg을 감량하여 135kg에서 113kg이 되었습니다. 4XL 사이즈에서 2XL 사이즈로 변했습니다. 아직 가야 할 길이 많이 남아 있습니다. 하지만 저는 부작용이나 요요 걱정은 하지 않습니다. 왜냐하면 세상에서 가장 건강하고 안전한 면역 다이어트가 있기 때문입니다. 면역 다이어트는 저의 희망이고 구세주입니다. 아직 가야 할 길이 많이 남아 있기에 행복한 면역 디톡스 여행은 계속 진행될 것입니다. 오늘보다는 내일이, 내일보다는 모레가 더 건강하고, 더 멋지게 변해 있을 것을 확신하기에 지금 이 순간이 그저 행복하기만 합니다.

부족한 영양소를
채워라

미량영양소,
비타민과 미네랄이 부족하다

　바쁘게 살아가는 현대인들은 패스트푸드나 인스턴트 식품 등 각종 가공식품들로 쉽고 편하게 식사를 해결하고 건강에 도움이 되는 채소나 과일 같은 식품들을 제대로 챙겨 먹지 못하고 있다. 그런 까닭에 정작 현대인들은 풍요 속의 빈곤을 겪고 있다. 열량은 넘쳐나지만 우리 몸에 반드시 필요한 미량영양소인 비타민과 미네랄은 오히려 부족하다. 2014년 보건복지부가 발표한 국민건강영양조사 자료에 의하면 칼슘은 71.1%, 비타민 C는 57.1%, 비타민 A는 43.8%, 비타민 B는 39.4%가 부족하다고 한다. 미국도 우리와 크게 다르지 않다. 2015년 영국 정통 일간지 〈가디언〉에 실린 '감춰진 기아(Hidden hunger)'라는 기사에서 '미국인의 85%에서 비타민과 미네랄의 섭취가 미국식품의약국(FDA)

의 권장 섭취량에 못 미친다'고 보도했다.

우리가 매일 먹는 음식들은 칼로리는 높아지고 있지만, 필요한 미량영양소는 점점 줄어들고 있다. 50년 전 시금치 한 접시에 해당하는 영양소를 얻으려면 지금은 열 접시가 필요하고, 사과 1개에 든 철분을 얻으려면 지금은 사과 26개를 먹어야 한다. 화학 비료와 농약의 남용으로 인한 토지 황폐와 산성비, 유전자 변형과 온실재배는 채소나 과일의 미량영양소 부실을 야기한다. 게다가 생산지에서 소비자 식탁에 오르기까지 포장과 운반, 저장, 그리고 가공 단계에서 많은 영양소가 또 파괴된다. 평균적으로 비타민 C는 20%, 비타민 B_2는 38%가 손실되고, 곡류는 도정과정에서 무려 90%의 영양소가 파괴된다고 한다.

우리가 매일 먹는 음식들을 살펴보면 칼로리는 높지만 미량영양소는 점점 부족하다. 정제된 설탕과 소금, 정제된 쌀과 밀가루로 만들어진 식품들, 기름에 튀긴 음식들에 길들어 있다. 이런 음식들을 먹으면 먹을수록 비타민과 미네랄 같은 중요한 미량영양소는 점점 부족해질 수밖에 없다. 문제는 이것만이 아니다. 현대인들은 많은 약물에 쉽게 노출되어 있다. 특히 중년 이후는 여러 질병으로 약물 사용이 늘어간다. 대부분의 약물은 체내에서 다양한 영양소의 손실이나 결핍을 일으킬 가능성이 있다.

보충제 도움을 받는 것도 좋다

다이어트 중에는 미량영양소가 부족해지기 쉽기 때문에 충분히 섭취를 해 주어야 한다. 건강한 다이어트를 하려면 비타민과 미네랄의 충분한 보충은 필수다.

탄수화물, 지방, 단백질이 자동차를 움직이는 휘발유라면 비타민과 미네랄은 윤활유와 같다. 자동차에 휘발유가 아무리 많아도 윤활유가 부족하면 자동차가 제대로 작동하지 못하는 것처럼 우리 몸도 마찬가지다. 자동차가 휘발유를 태워 달릴 때 유해한 배기가스가 배출되듯이 우리 몸에서도 지방이라는 연료를 태우면 지방산이 연소되면서 유해산소가 많이 만들어진다. 또한 지방 세포 속의 각종 독소와 유해물질들이 혈액으로 쏟아져 나온다. 평소 혈관을 비롯해 각종 세포 및 장기에 쌓여 있던 독소와 노폐물뿐만 아니라, 지방세포가 줄면서 한꺼번에 혈액으로 쏟아져 나오는 유해물질들을 처리하기 위해서는 비타민과 미네랄과 함께 항산화영양소가 더 많이 필요하다. 다이어트는 단순히 체중을 줄이는 것 이상으로 해독과 면역력 회복을 통해 만성염증 제거를 해 건강을 회복하는 것이기 때문이다.

채소와 과일 등을 매일 먹는다고 하더라도 실제로 몸에 필요한 비타민과 영양소를 충분히 섭취하지 못한다는 것은 우리가 이미 잘 아는 사실이다. 평소 가뜩이나 미량영양소가 부족한데 체중 감량을 위해 음식 섭취량을 줄인다면 체중은 감소할지 몰라도 미량영양소 부족을 더욱 심화시킨다. 건강한 다이어트를 위해서는 칼로리는 줄이면서 미량영양소는 충분히 공급해 주어야만 한다. 그러기 위해서는 에너지 밀도는 낮고 영양밀도는 높은 균형 잡힌 식사를 하는 것이 바람직하다. 음식으로 섭취하기 어려운 경우는 보충제의 도움을 받는 것도 좋은 방법이다. 보충제는 양질의 유기농 제품을 선택하는 것이 좋다. 코셔인증을 받은 제품이라면 더욱 좋다.

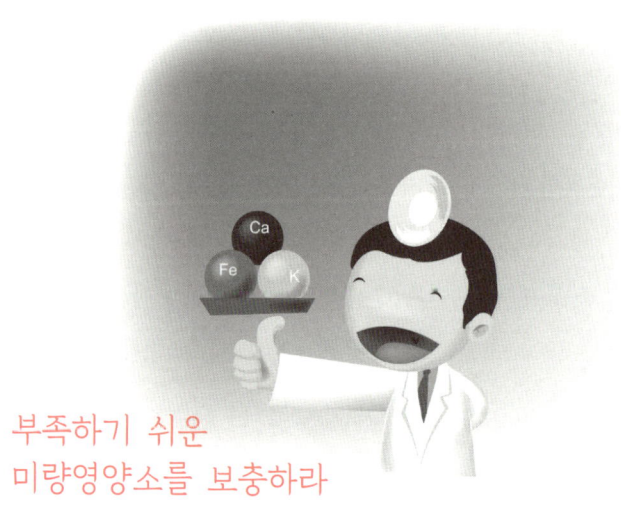

부족하기 쉬운
미량영양소를 보충하라

황홀한 경험

노윤숙(가명. 여, 43세) 수기
- 5개월 동안 16kg 감량(73kg → 57kg)
- 99 사이즈 → 66 사이즈
- 2년째 유지

면역 다이어트를 만나기 전까지는 '종합병원'이라는 별명을 달고 살았습니다. 위염, 장염, 편도선염, 골반염 등 각종 염증성 질환에다가 햇볕 알레르기까지 툭하면 병원 신세를 지기 일쑤였고 고지혈증과 간수치가 높아 만성피로에 시달렸습니다. 40대인데도 검사상 신체나이는 60대로 나오는 그야말로 저질 체력이었습니다. 그러나 지인을 통해 면역 다이어트를 처음 접하고 한 줄기 희망의 빛을 보았습니다. 단순히 살을 빼기 위한 것이 아닌 망가지고 헝클어진 몸의 모든 기능을 바로잡으면 살은 보너스로 빠진다는 이야기를 듣고 용기를 내어 도전해 보기로 했습니다. 대신 욕심 부리지 않고 천천히 반복해서 면역 디톡스를 하였습니다. 코치님의 친절하고 세심한 코치를 받으며 진행하는 동안 신기하고 놀라운 경험이 연속되었습니다.

그동안 저를 괴롭혔던 각종 질환에서 해방되었을 뿐만 아니라 얼굴과 몸의 라인이 살아나는 선물도 받았습니다. 건강검진에서 고지혈증과 간기능수치도 정상으로 나오면서 의사선생님으로부터 칭찬까지 받게 되어 너무 기뻤습니다. 73kg이었던 몸무게가 5개월 동안 16kg을 감량해 57kg이 되었고, 99 사이즈에서 66 사이즈를 입게 되었습니다. 그리고 2년 6개월 넘게 잘 유지하고 있습니다. 이제 건강전도사가 되어 건강과 아름다움까지 선사하는 놀라운 면역 다이어트를 주변에 열심히 알리고 있습니다.

다이어트 일기를 써라

당신은 틀림없이 더 먹고 있다

열심히 식이요법을 잘하는데도 살이 빠지지 않는다고 하소연하는 사람들이 있다. "먹은 것도 별로 없는데 살이 안 빠진다", "종일 밥을 한 숟가락도 안 먹었는데도 살이 안 빠진다"며 다이어트를 그만두어야 할지 고민하는 사람들이 있다. 정말 그럴까? 먹는 것 철저히 지키는데도 체중이 요지부동이라고 하니 난감한 일이다. 재차 물어보고 확인해 봐도 따로 먹은 것이 없단다. 하지만 그들은 자신이 의식을 하든 안 하든 분명히 무언가를 더 먹고 있었을 것이다.

사람은 자기가 보고 싶은 것만 보고, 생각하고 싶은 것만 기억하는 경향이 있다. 재미있는 미국 농림부 연구 결과가 있다. 이 연구에 따르면 성인 여성 7명 중 6명이 자신의 일일 섭취 칼로리를 실제보다 적게 계산한다고 한다. 우리 뇌는 항상 적게 먹었다고 우기며 자기합리화를 한다는 것이다. 기억하지 못하는 것이 아니라 기억하고 싶지 않아 잊고 있는 것인지도 모르겠다. 하지만 차분하게 자신이 먹은 것들을 꼼꼼히 모두 적어 보라고 하면 문제가 무엇인지 빼꼼히 모습이 드러난다. 그리고 자신도 모르게 더 먹고 있는 사실에 멋쩍어한다.

우리 몸은 정직하다. 혹시 내가 깜박 잊고 기억하지 못하고 있더라도 내 몸은 내가 먹은 만큼 그대로 나타나기 마련이다. 비만인 사람들 상당수가 대사적인 문제보다는 마른 사람들보다 더 먹고 있기 때문에 살이 찌는 것이다. 이 같은 사실은 방사선 동위원소 측정법이 개발되어 먹은 음식의 양을 과학적으로 정확히 측정할 수 있게 되면서 확인된 바다.

일단 써라.
문제점과 방향이 보인다

다이어트 일기를 쓰도록 하면 대개는 잘 쓰지 않는다. 다른 이유보다 그냥 귀찮고 번거로워서 쓰지 않는 '귀차니즘형'이 대부분이다. 처음에 시작이 어렵지 며칠만 지속하면 습관이 되어 그리 어렵지 않다.

다이어트 일기는 먹은 시간, 음식의 종류와 먹은 양, 먹은 횟수, 활동량(운동), 생리주기 등을 구체적으로 상세하게 기록하는 것이 좋다. 일기는 식사 후 바로 적는 것이 좋다. 나중에 기록하려고 하다 보면 귀찮기도 하고, 기억을 못 하고 빠트리거나 실제와 다른 경우가 생길 수도 있기 때문이다. 굳이 먹은 음식을 일일이 칼로리 계산을 할 필요는 없다. 다이어트 일기는 전체적인 식사 패턴이나 생활습관을 객관적으로 파악해 자신의 잘못된 식생활 습관을 개선해 나가는 데 많은 도움이 된다. 다이어트 일기를 기록하는 사람이 당연히 다이어트에 성공할 확률이 훨씬 높다는 것은 두말할 필요 없다.

요즘엔 다이어트 일기를 쓸 수 있는 스마트폰 앱과 인터넷 사이트들이 많이 있다. 그중에서 자신이 편한 것으로 골라 쓰면 된다. 그것도 번거롭고 귀찮다면 스마트폰의 카메라로 사진을 찍고 간단히 메모를 하는 것도 하나의 방법이다. 식사 일기를 써보게 하면 십중팔구는 머쓱해 한다. 자신도 모르는 사이 반칙(?)한 것을 확인할 수 있기 때문이다. 다이어트 일기를 써보자. 문제점과 앞으로의 방향이 보이고, 새롭게 의지와 희망이 솟아날 것이다.

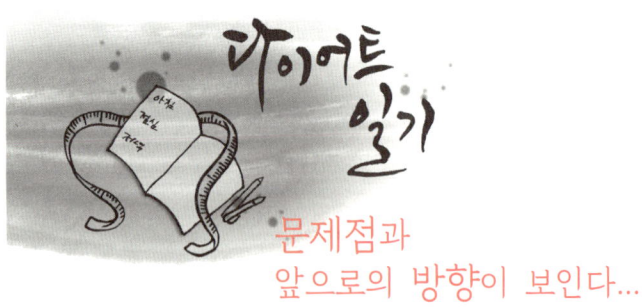

내 인생 최고의 휴가

송나래(가명. 여, 29세) 수기
- 8주 만에 15kg 감량(81kg → 66kg)
- 체지방 12.6kg 감량
- 88반 사이즈 → 66 사이즈
- 2년째 유지 중

저는 어렸을 적부터 '덩치가 있다'는 소리를 주위에서 많이 들었습니다. 식탐이 많고 항상 앉아서 피아노 연습만 하는 생활을 하다 보니 운동량도 턱없이 부족해서 다이어트에 대한 스트레스가 많았습니다. 15년 동안 안 해본 다이어트가 없을 정도로 많은 다이어트를 하면서 감량과 요요를 겪으며 육체적으로나 정신적으로 많이 힘들었고 좌절감까지 맛보았습니다.

다이어트에 대해 자포자기를 하던 중 다행스럽게도 면역 다이어트를 만나게 되었습니다. 그런데 놀랍게도 면역 다이어트는 자연스럽게 식탐 조절이 되고, 배고프거나 지치지 않아 쉽게 진행을 할 수 있었습니다. 충분한 영양이 공급되고 면역력도 강해지니 오히려 몸이 더 건강해져 더 활기차게 피아노 레슨을 다니게 되었습니다. 면역 다이어트는 해독은 물론이고 만성염증과 비만 바이러스까지 잡아주므로, 단순히 살만 빼는 것이 아닌 건강한 다이어트라는 점이 마음에 들었습니다. 프로그램을 진행하는 동안 건강하고 올바른 식생활 습관을 가지게 되어 그동안 저를 괴롭혀 왔던 식탐에서 자유로워진 것이 정말이지 신기할 따름입니다. 8주 만에 15kg(체지방 12.6kg)을 감량하여 81kg에서 66kg으로 변했고, 88반 사이즈에서 66 사이즈가 되었지요. 아직 목표가 남아 있기에 행복한 면역해독 여행을 다시 떠나려 합니다. 이번 여름은 제 인생에서 최고의 멋진 휴가철이 될 것입니다. 벌써 설레고 기다려집니다.

생활 속
틈새 운동을 활용하라

시간을 내어 운동을 한다면 더할 나위 없이 좋겠지만 바쁜 생활 탓에 쉽지 않은 것이 사실이다. 따로 시간을 내어 운동을 한다 해도 하루 한두 시간이 고작이다. 그러나 조금만 신경 쓰면 일상생활 속 자투리 시간을 활용해 좋은 운동 습관을 만들어갈 수 있다. 하기에 따라 반복되는 시켜운 집안일도 얼마든지 즐겁고 훌륭한 운동이 될 수 있고, 운동도 억지로 한다면 힘든 노동이 될 수도 있다.

'살을 빼려면 평상시 더 많이 움직여야 한다'는 말을 모르는 사람은 없을 것이다. 그렇다면 평상시 활동량을 늘리는 것이 과연 얼마나 운동 효과가 있을까?

일상생활 속에서 활동량을 늘린다면 자신의 기초대사량 기준으로 약 10~20% 정도를 더 쓰는 효과가 있다고 알려져 있다. 개인 차이가 있지만 여성의 기초대사량은 보통 1,200~1,500kcal 정도다. 생활 속에서 열심히 움직이는 것만으로도 120~300kcal 정도를 더 쓰게 되는 효과를 얻을 수 있다는 얘기다. 이는 생활 속에서 조금 더 움직이려는 노력만으로도 밥 1공기(300kcal)를 덜 먹는 효과 또는 하루 30분~1시간 파워 워킹을 하는 정도와 맞먹는 효과를 볼 수 있다는 얘기다. 하루만이 아니고 일주일, 한 달, 6개월이 모인다고 생각해 보라. 무시할 수 없는 꽤 매력적인 일이다.

■ **일상생활 속 틈새 운동 예시**

- 출퇴근길 자가용 대신 대중교통 이용하기
- 버스나 지하철 1~2 정거장 걷기
- 5층 이하는 엘리베이터나 에스컬레이터 대신 계단 이용하기
- 사무실이나 집에서 틈틈이 스트레칭과 운동하기
- 물 많이 마시고 화장실 자주 가면서 움직임 늘리기
- 화장실은 한 층 위 혹은 아래층 이용하기
- 주차는 가능한 멀리 하고 걸어가기
- 일부러 먼 식당으로 식사하러 가기
- TV 보는 동안 실내 자전거나 스쿼트, 런지, 플랭크 등 운동하기
- 아침 기상 전과 잠자리 들기 전에 침대에서 운동하기

새로운 탄생

김수정(가명, 여, 28세) 수기
- 8주 만에 15kg 감량(83kg → 68kg)
- 88 사이즈 → 66 사이즈
- 2년째 유지

아직은 젊은 나이이고 결혼도 해야 되는데 몸은 점점 무거워져 갔습니다. 164cm에 83kg이 나가다 보니 옷을 입어도 맵시는커녕 아줌마처럼 대충 편한 옷으로 입게 되는 제가 싫었습니다. 그래서 아주 특별한 일이 아니면 외출은 하지 않고 집에만 틀어박혀 사는 방콕녀(?)가 되었습니다. 엄마의 걱정스러운 잔소리가 늘어갈수록 스트레스도 함께 쌓여만 갔습니다. 이래서는 안 되겠어 싶어 나름 피트니스 센터에 등록해 운동도 해 보고 몇몇 다이어트도 해 보았지만 실패한 뒤로 실망감만 더해질 뿐이었습니다.

그러던 중 면역 다이어트를 처음 접했을 때는 정말 효과가 있을까 하는 의심이 들었습니다. 그러나 단순히 살 빼는 것이 아닌 건강을 위한 다이어트이며, 무너진 몸의 건강체계가 회복되면 살은 저절로 빠질 것이라는 말을 듣고는 편한 마음으로 시작을 했습니다. 우선은 코치하는 대로 좋지 않은 식생활 습관을 조금씩 바꾸는 데 집중했습니다. 운동은 사실 좋아하지도 않고 재미도 없어서 틈나는 대로 스트레칭과 많이 움직이고 걸으려고 노력했습니다.

코치하는 대로 따라만 했을 뿐인데 매일 매일 달라지는 몸매가 신기했습니다. 아침에 일어나 보면 몸이 너무 가볍고 건강해진 것이 느껴져 행복하고 기분이 좋았습니다. 두 달 만에 15kg을 건강하게 감량하여 83kg에서 68kg으로, 88 사이즈에서 66 사이즈로 변했습니다.

전에는 거울 보는 것도 짜증이 나고 사진 찍는 것도 싫어해 변변한 사진도 없었습니다. 이제 새롭게 태어난 내가 소중하게 느껴집니다. 몸매 라인이 살아나니까 친구들과 예쁜 옷을 쇼핑하러 다니고, 셀카 찍는 재미도 쏠쏠합니다. 저보다 더 좋아라 하시는 엄마를 보면 참 잘했다 싶습니다. 얼마 후엔 다시 면역 디톡스 여행을 떠나려 합니다. 50kg대로, 55 사이즈로 변해 있을 자신을 상상하며 오늘도 행복한 하루를 시작합니다.

평생 지녀야 할
건강한 식습관을 길러라

건강하고 날씬한 멋진 몸으로 평생을 살고 싶은 바람은 누구에게나 있다. 그러기 위해서는 건강하고 올바른 식생활 습관을 만들고 꾸준히 지켜나가야 한다. 다이어트는 살을 빼는 기간에만 실천하는 것이 아니라, 평생 꾸준히 실천해 나갈 좋은 식생활 습관을 만드는 작업이라고 할 수 있다. 우리 몸은 정직하다. 내가 노력하고 가꾸는 만큼 그대로 내 몸에 나타난다. 건강한 식생활 습관을 만들어 가는 것은 생각보다 그리 복잡하지도 어렵지도 않다. 우리는 종종 아주 작은 변화는 효과가 없을 거라고 여기고 큰 변화를 주어야만 한다고 생각하는 경향이 있다. 하지만 불규칙적이고 건강하지 못한 식습관과 생활패턴에 약간의 변화를 주는 것만으로도 놀라운 변화를 가져올 수 있다.

식습관을 바꿔 몸에 좋지 않은 음식과 군것질, 야식 등만 멀리해도 무리한 식단 조절 없이도 에너지 축적을 상당 부분 막을 수 있다. 여기에 생활 습관을 개선해 신체 활동량을 늘려나가면 에너지 소비형 신체로 바꿀 수 있다. 하지만 조급함은 금물이다. 모든 것을 한 번에 바꾸려고 갑자스럽게 변화를 주는 것은 몸에 무리를 줄 수도 있고, 오래 지속하기도 어렵다. 다이어트하는 기간에만 하고 말 것이 아니라 평생 지녀야 할 건강하고 올바른 습관을 만들어 가는 것이기 때문이다. 작은 것부터 시나브로 바꾸어 가보자. 느린 것 같고 별 효과가 없을 것 같아도 건강하고 멋진 몸으로 빠르게 변해 가는 것을 경험하게 될 것이다.

마지막 다이어트를 위한 건강 식습관 10계명

1. 규칙적으로 식사하라

정해진 시간에 규칙적으로 먹는 식사는 건강한 다이어트의 첫걸음이다. 우리 몸을 긴장시키지 않아 같은 양을 먹더라도 체지방으로 저장되는 양을 줄일 수 있다. 특히 아침식사는 반드시 하는 것이 좋다. 긴 공복 상태 후 아침식사까지 거르면 점심이나 저녁에 과식과 폭식으로 이어지기 쉽다.

2. 식사량은 서서히 줄여라. 음식조절이 운동보다 더 효과적이다

인체 소비 에너지의 70%는 기초대사량이 차지한다. 식사량을 급격히 줄이면 위기의식을 느낀 몸이 기초대사량을 떨어뜨려 식사량이 조금만 늘어도 쉽게 체중이 증가한다. 식이 조절이 운동보다 체중 감량에 더 효과적이고 쉽다. 섭취 칼로리를 30% 줄이는 것만으로도 하루에 2~3시간 운동하는 효과에 버금간다.

3. 과도한 탄수화물 섭취에 주의하라

쾌감중추를 자극해 중독에 빠트리는 설탕과 정제 탄수화물 섭취량부터 줄여나가라. 에너지로 쓰고 남은 탄수화물은 바로 글리코겐이나 지방으로 저장된다. 화학첨가물이나 합성감미료가 많이 들어 있는 패스트푸드나 가공식품을 가능한 한 멀리하라.

4. 에너지 밀도가 낮은 음식을 먹어라

에너지 밀도가 낮은 음식은 칼로리는 낮고 포만감을 오래 유지할 수 있다. 배고픔과 싸울 필요 없어 장기간의 다이어트를 쉽고 가능하게 해 준다. 신선한 채소·과일을 즐겨 먹어라. 이들은 칼로리는 적고 우리 몸에 부족하기 쉬운 비타민과 미네랄 등 영양소와 식이섬유가 풍부하다. 과일은 과당이 많아 너무 많이 섭취하지 않도록 주의해야 한다.

5. 당지수가 낮은 음식을 먹어라

가능한 당지수가 60 이하인 음식을 먹어라. 당지수가 높은 음식은 혈당을 빠르게 올리고, 그만큼 많은 인슐린 분비를 유도한다. 인슐린은 세포가 사용하고 남은 당을 지방으로 저장한다. 당지수가 낮은 음식은 소화 속도가 느려 포만감이 오래 지속되므로 과도한 식욕 상승을 막아 준다.

6. 단백질 섭취량을 늘리고, 오메가-3 지방산을 챙겨 먹어라

단백질은 포만감을 오래 유지시키고, 근육량을 늘려 에너지 소비를 촉진한다. 단백질은 콩류, 쇠고기와 돼지고기의 살코기, 닭 가슴살, 생선과 해산물 등으로 섭취한다. 양질의 단백질 보충제도 좋은 대안이다. 오메가-3 지방산은 우리 몸에 꼭 필요한 필수 지방산으로 불포화 지방산의 일종이다. 세포막을 구성하는 주요성분이며 염증을 억제하고 중성지방을 낮추며, 혈액순환을 개선한다. 음식으로 섭취가 어려울 경우에는 보충제의 도움을 받는 것도 좋다.

7. 충분히 수분 섭취를 하라

물은 생명유지와 신진대사에 필수적이다. 충분히 수분을 섭취하면 갈증에 의한 가짜 배고픔에 속아 필요 없는 칼로리를 섭취하는 것을 방지할 수 있다.

8. 식사는 천천히, 충분히 씹어 먹어라

음식 먹는 것에 집중하지 않고 TV나 신문을 보면서 먹으면 짧은 시간에 과식하기 쉽다. 음식을 먹은 뒤 20분 정도가 지나야 포만감을 느낀다. 음식을 천천히 오래 씹어 먹는 습관은 소화도 잘되고 과식을 방지한다. 한입에 30번 이상씩 씹어 삼키라.

9. 포만감을 느끼지 전에 멈춰라

위가 꽉 찰 정도의 포만감을 느끼기 전 약간 아쉬울 때 식사를 멈춰

라. 음식이 아깝다고 배가 부른데도 끝까지 꾸역꾸역 다 먹는 사람은 뚱뚱하기로 작정한 사람이다. 음식 남기는 것에 죄책감을 가질 필요 없다.

10. 배고플 때만 먹고, 야식·군것질 안 하기
  현대인들은 배고프지 않은데도 먹는 경우가 많다. 감정적 허기나 스트레스 때문에 혹은 습관적으로 먹는 경우가 많다. 몸의 생리적 현상에 귀를 기울여 진짜 배고플 때만 먹도록 반응하라. 특히 늦은 시간 식사는 비만의 지름길이다. 적어도 잠들기 3시간 전에는 식사를 마쳐야 한다. 4고 식품(고열량·고지방·고당분·고염분)의 야식이나 간식은 규칙적이고 균형 잡힌 식생활을 방해한다. 간식으로 한 줌의 견과류를 챙겨 다녀라.

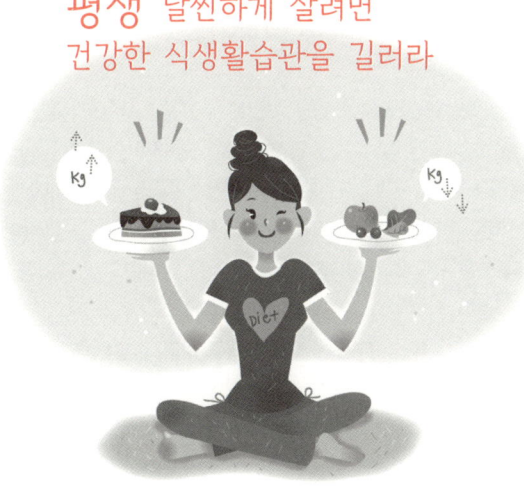

새로운 꿈과 기회

박상현(가명, 남, 45세) 수기
- 10일 만에 12kg 감량(93kg → 81kg)
- 8주 만에 16kg 감량(93kg → 77kg)
- 허리 38인치 → 33인치
- 4년째 유지

운동마니아인 저는 꾸준히 운동을 해 오고 있었지만 한번 무거워진 몸은 쉽게 제자리를 찾지 못하고, 급기야 93kg이 되었습니다. 그러다 보니 조금씩 건강에 적신호가 켜지기 시작했습니다. 나름 여러 가지 다이어트를 해 보았지만 매번 요요가 찾아와 포기하고 살았습니다. 아내는 9년 가까이 극심한 3차 신경통으로 병원 치료를 받아 왔지만 별 차도가 없어 생활이 힘들 정도였습니다. 그러다 면역 디톡스를 통해 그 지긋지긋한 통증에서 헤빙이 되었습니다. 얼마나 신기하고 감사하던지 밀로 표현할 수 없었습니다. 아내의 강력한 권유와 호기심으로 면역 다이어트를 하게 되었습니다.

아내의 신기한 체험도 있었지만 짧은 시간에 부작용 없이 건강하게 살이 빠지는 놀라운 경험을 하게 되었습니다. 10일 만에 12kg을 감량하고, 8주 만에 총 16kg을 감량하여 93kg에서 77kg으로 돌아왔습니다. 허리는 38인치에서 33인치가 되었습니다. 감량 후에도 평소 부족하기 쉬운 영양소와 무너진 면역력을 올려 주고, 잘못된 식생활 습관을 바꾸니 3년 가까이 잘 유지하고 있습니다. 정말 다시 세상에 태어나는 느낌이었습니다.

우리 부부는 면역 다이어트 코치가 되어 강의도 하고, 주변의 많은 사람에게 행복을 전달하는 행복전도사로서 바쁜 시간을 보내고 있습니다. 면역 다이어트는 우리 가족에게 축복이고 기회입니다.

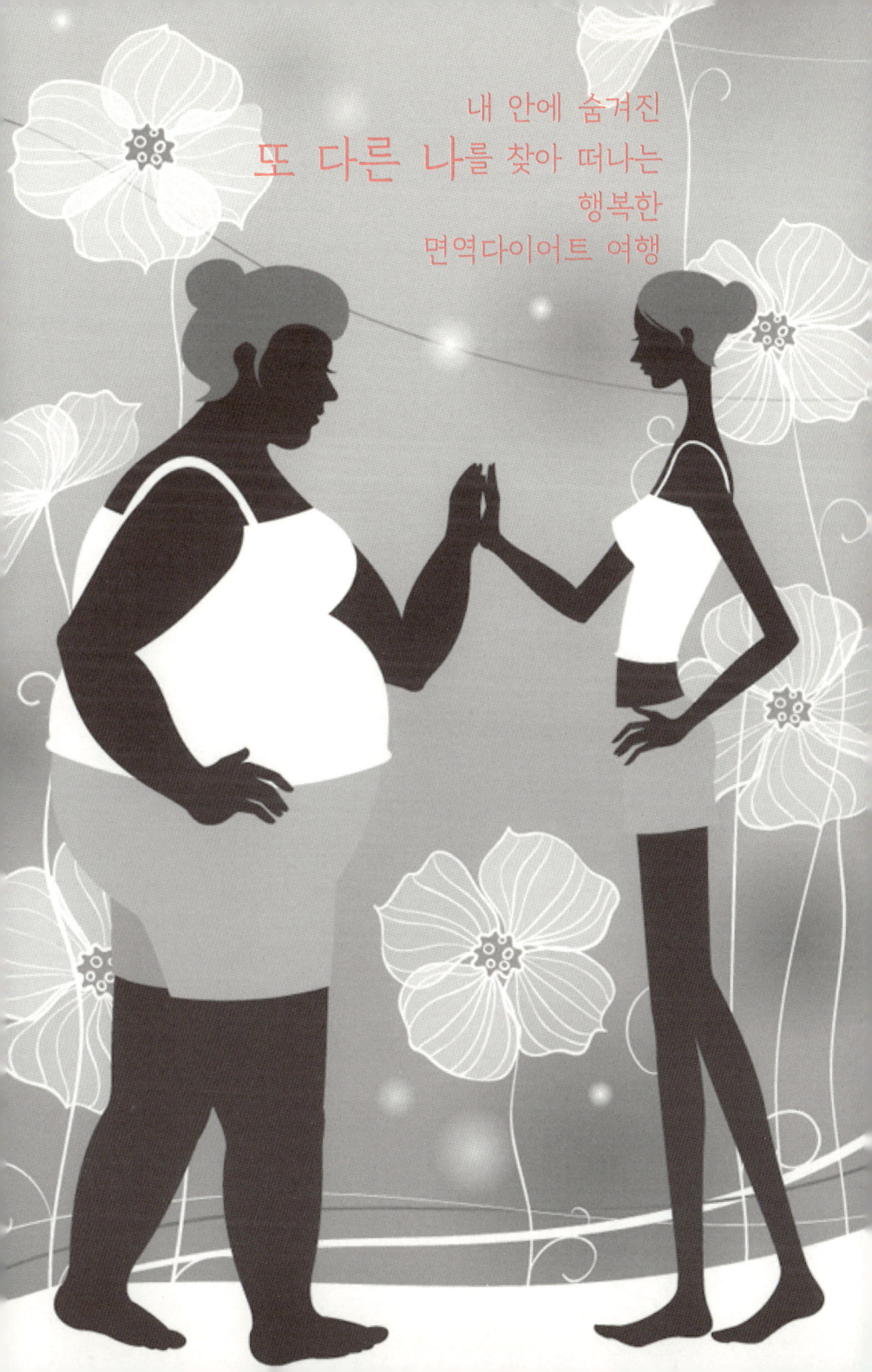
내 안에 숨겨진
또 다른 나를 찾아 떠나는
행복한
면역다이어트 여행

7장

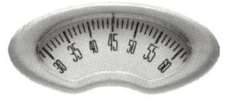

왜, 면역 다이어트여야 하나?
: 2% 부족함을 면역으로 완성한다

면역으로 완성되는
내 생애 마지막 다이어트

세상에 다이어트 방법은 차고 넘치다 못해 홍수를 이룬다. 특히 매스컴이나 SNS의 위력은 대단해서 방송을 한 번 타면 온 나라에 한바탕 광풍이 휩쓸고 지나간다. 특히 연예인이나 유명인이 주인공으로 등장하는 경우는 더 말할 것도 없다. 어떤 특정 제품은 동이 날 정도고, 너도나도 따라 하느라 난리가 아니다. 지금까지 존재하는 다이어트 방법이 2만 6,000가지가 넘는다고 하니 놀라울 따름이다. 이것은 다이어트에 대한 높은 관심과 수요가 많다는 방증이기도 하지만 다른 한편으로는 제대로 된 효과적인 다이어트 방법이 없다 보니 나타나는 현상이기도 하다.

지금까지의 모든 다이어트는 크게 3가지로 나뉜다.

■ 제1세대 칼로리 다이어트

칼로리를 적게 섭취하고, 많이 소비하는 쪽에 강조를 두는 다이어트 방법이다. 금식, 절식, 원푸드 다이어트, 앳킨스 다이어트, 효소 다이어트 등 극단적으로 칼로리를 제한하는 방법들이나 운동만으로 살을 빼려는 방법들이 여기에 속한다. 건강을 고려하지 않고 단순히 체중 감소에만 치중하는 무리한 다이어트는 결국 영양 불균형으로 인한 부작용과 요요현상이 뒤따를 수밖에 없다.

■ 제2세대 해독 다이어트

체중 조절 시스템을 망가트리고 건강을 위협하는 몸속에 쌓인 각종 독소들을 해독기관들의 활성화를 도와 최대한 배출시켜 신체 기능을 정상화시키는 다이어트 방법이다.

항상 유해물질에 노출된 인체는 스스로 독소를 없애는 놀라운 해독기능을 가지고 있다. 그런데 각종 유해물질과 독소들이 오랫동안 지속해서 몸 안에 들어오게 되면 해독 기능은 떨어지고 몸 전체에 만성염증이 생긴다. 해독(detoxication)의 최종 목표는 망가진 체중 조절 시스템을 정상으로 회복시키는 것이다. 디톡스는 인체의 자연 치유력을 극대화시켜 각종 질병의 치유와 예방에도 도움이 될 뿐만 아니라 체지방 분해에도 효과적이다.

■ 제3세대 면역 다이어트

　디톡스는 해독기관과 면역 시스템의 정상화에 도움을 준다. 그러나 만성염증과 비만 바이러스를 해결하는 데는 2% 부족하다. 비만의 숨겨진 요인 중 하나인 만성염증과 비만 바이러스를 해결하려면 무너진 면역력을 회복하는 것이 가장 중요하기 때문이다.

　면역 다이어트는 해독은 물론이고 호르몬 밸런스와 신진대사 향상과 함께 면역 시스템을 최대한 정상화시켜 비만 바이러스와 만성염증을 해결하는 방법이다. 기존의 많은 다이어트 방법들이 해독과 체지방 분해를 돕는 비타민과 미네랄 등의 영양소를 강조하고, 신진대사를 높이는 노력을 하고 있다. 하지만 면역력 향상을 고려하지 않는다면 빠르고 건강한 다이어트를 구현하는 데는 무리가 있다. 건강한 면역 시스템을 구축하는 것은 해독 다이어트만으로는 완벽히 해결하기 어려운 이 난제를 해결하는 최고의 방안이다. 부작용 없고 요요 없는 생애 마지막 다이어트, 면역 다이어트가 바로 그 답이다.

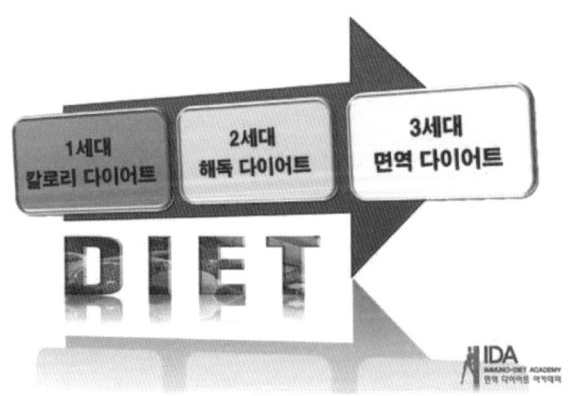

내 인생 최고의 선물

여소민(가명. 여 43세) 수기
- 8주 만에 64kg → 51kg(13kg 감량)
- 77 사이즈 → 55 사이즈
- 4년째 유지 중

저는 만성피로와 우울증 때문에 매일 매일이 재미없고 힘든 생활의 연속이었습니다. 그러다 우연히 세미나를 통해 접하게 된 트랜스퍼 팩터(면역정보전달 인자)를 통해 막내딸은 호전과 악화를 반복하며 무던히도 괴롭혀 오던 지긋지긋한 아토피에서 해방이 되었습니다. 더 이상 가렵지도 않고, 피부가 깨끗해졌다며 좋아라 하는 딸을 보며 정말 행복했습니다. 한의사인 남편의 권유로 면역 다이어트를 시작하여 두 달 만에 13kg을 감량하고, 77 사이즈에서 55 사이즈로 바뀌어 새로 태어난 느낌입니다. 4년 가까이 요요 없이 잘 유지하고 있습니다. 몸이 날씬해진 것은 물론이고 오랫동안 저를 옥죄었던 우울증에서 완전히 벗어나 건강을 회복하게 된 것이 더욱 기쁩니다. 부작용 없이 건강하게 바뀐 제가 신기하고 놀랍습니다. 이젠 매일 매일이 즐겁고 행복합니다. 면역 다이어트가 고맙고 아낌없는 사랑과 격려를 해 준 남편이 참 든든하고 감사할 따름입니다. 세상에는 저처럼 육체적·정신적인 질병에서 고통받고 있는 사람들이 참 많습니다. 그들에게 면역 다이어트를 전하고, 강의와 코치를 하느라 눈코 뜰 새 없이 바쁘게 살고 있습니다. 새로운 목표도 생겼고 자신 있게 제 꿈을 향해 열심히 달려가고 있습니다. 면역 다이어트는 저에게 새로운 삶을 살게 해 준 '내 인생 최고의 고마운 선물'입니다.

비만도 전염된다.
내 몸속에도 비만 바이러스가?

　우리는 흔히 비만은 주로 유전적 요인이나 식생활 습관 등에 의해 생기는 것으로 알고 있다. 그런데 비만을 일으키는 특정 바이러스가 있다는 사실을 알고 있는 사람은 많지 않다. 특정 바이러스에 감염되기만 해도 뚱뚱해질 수 있다는 것이다. 감기 바이러스 일종인 '아데노바이러스 36(AD-36)'이 그 주인공이다. 이 비만 바이러스가 비만을 일으키는 기전은 아직 정확히 밝혀지지 않았다. 아마도 이 바이러스가 갑상선을 파괴(hypothalamic damage)하여 비만을 일으킬 가능성에 주목하고 있다. 비만을 일으키는 다양한 요인 중 '감염'에 대해 최근 들어 많은 관심과 연구가 진행되고 있다.

　루이지애나 주립대 생의학연구소는 감기 바이러스의 일종인 인간 아데노바이러스-36(AD-36)이 비만을 일으킬 수 있다는 연구결과를 발표했다. 정상 체중인 사람은 약 11% 정도가 감염되어 있는 반면에 비만인 사람은 약 30% 정도가 이 바이러스에 감염되어 있다고 한다. 마른 사람은 이 바이러스에 대한 항체가 없는 반면에 비만 환자의 15%에서 항체를 가지고 있는 것으로 밝혀졌다. 지방흡입 수술을 통해 얻은 환자의 지방조직에서 성체줄기세포(stem cell)를 추출해서 시행한 실험에서도 의미 있는 결과를 확인하였다. 한쪽은 AD-36 바이러스에 감염시키고, 다른 한쪽은 감염시키지 않은 채 일주일간 배양을 하고 관찰하였다. 감염된 성체줄기세포는 대부분이 지방세포로 전환된 것을 확인하였지만, 감염되지 않은 성체줄기세포는 지방세포로 전환되지 않았다.

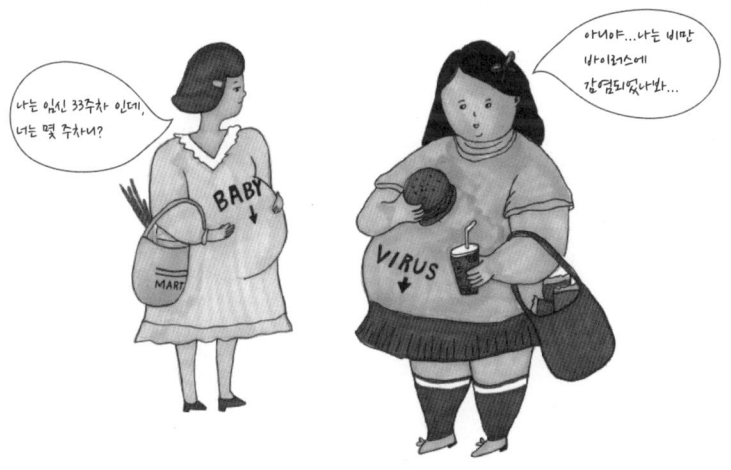

인체는 복잡한 유기체이고, 비만은 다양한 원인에 의해 복합적으로 상호연관성을 가지고 나타나는 현상이기 때문에 사람이 비만 바이러스에 감염되었거나 항체가 존재한다고 해서 AD-36 바이러스가 비만

의 결정적인 원인이라고 단정하기는 어렵다. 하지만 동물실험이나 체외(vitro)실험에서 밝혀졌듯이 AD-36 바이러스가 비만의 원인 중 하나인 것은 분명하다. 이 비만 바이러스가 어떤 작용을 통해 비만을 일으키는지 밝혀내려면 앞으로 더 많은 연구와 실험이 진행되어야 하겠지만 한계와 제약이 많다. 우리가 감기에 걸리는 것처럼 공기 중에 떠돌아다니는 비만 바이러스에 감염된다면 누구든 비만이 될 수 있다는 사실은 무척 흥미롭고 놀랍다.

위기가 기회로

우진우(가명. 남, 36세) 수기
- 3주 만에 106kg → 89kg(17kg 감량, 체지방 11kg 감량)
- 8주 만에 106kg → 82kg(24kg 감량)
- 허리 39인치 → 32.5인치
- 3년째 유지

스트레스와 잘못된 생활습관으로 체중이 106kg까지 늘어나다 보니 고혈압과 허리와 무릎 관절에 통증까지 생겨났습니다. 문제는 저보다 많이 아픈 아내의 병간호도 힘들어지기 시작했다는 것이었습니다. 절대적으로 병간호가 필요한 아내를 위해서도 우선 저부터 건강도 찾아야 하고, 경제적인 문제도 해결해야 했습니다. 정말 아무것도 보이지 않는 막막한 상황에서 면역 다이어트를 만난 것은 제 인생에서 큰 행운이자 기회였습니다.

면역 다이어트로 3주 만에 17kg을 감량(체지방 11kg 감량), 8주 만에 총 24kg을 감량하여 106kg에서 82kg이 되었습니다. 주변에서는 짧은 시간에 이처럼 체중을 많이 감량한 것에 놀라기도 하면서 한편으로는 우려 섞인 걱정을 많이 하더군요. '뭔가 건강에 문제가 생길 거야', '분명히 요요가 급속히 와서 유지를 못 하고 체중이 더 나가게 될 것이야'라면서 말이죠. 하지만 그것은 기우에 불과했습니다. 비움과 채움의 과학적 원리에 기반을 둔 면역 다이어트는 '내 몸의 독소를 해독해 비우고, 균형 잡힌 영양공급과 면역 밸런스를 찾아 주어 근본적 체질 개선을 해 주기 때문에 부작용 없이 건강하게 체중 감량이 가능한 짧고 강한 다이어트'라는 것입니다. 저는 감량된 체중을 4년 가까이 잘 유지하고 있습니다.

인생은 참 알 수가 없습니다. 위기라고 생각되는 때가 인생의 또 다른 기회이며 놀라운 전환점이 된다는 사실입니다. 길이 없는 것이 아니라 단지 찾지 못했거나 만나지 못한 것이므로 절대로 포기하거나 절망할 필요가 없다는 귀중한 교훈을 얻은 셈이죠. 저는 면역 다이어트를 통해 건강도 찾고 몸도 가벼워졌습니다. 면역 다이어트 아카데미 수상자들과 함께 멋진 화보도 찍으며, 평생 잊지 못할 특별한 경험도 하였습니다. 지금은 면역 다이어트 코치로서 경제적인 자유까지 누리게 되었습니다. 이제 아무런 걱정 없이 아내 병간호를 할 수 있게 되어 정말 행복합니다.

비만 바이러스와 만성염증 해결사, 트랜스퍼 팩터

트랜스퍼 팩터(Transfer factor:면역전달인자)가 뭐지?

비만은 단순히 지방이 과다 축적된 것만을 의미하진 않는다. 비만은 '만성염증성 질환'으로 '조용한 암살자'라고 불릴 만큼 단순히 외모 문제를 넘어 건강상 심각한 문제를 일으킬 수 있다. 건강하고 요요 없는 다이어트를 하려면 만성염증과 비만 바이러스를 반드시 해결해야 한다. 이 문제를 해결하는 가장 좋은 방법은 우리 몸 안에 내재된 '자연치유력'을 최대한 끌어올리는 것이다. 자연치유력의 중심은 바로 우리 몸의 주치의인 '면역'이다. 면역체계(immune system)를 건강하게 밸런스를 잘 유지하는 것은 건강에 필수적이며, 삶의 질을 높일 수 있는 최고의 수단이다.

면역체계를 구성하는 면역세포는 백혈구다. 백혈구는 자연살해세포(NK Cell), T세포, B세포, 수지상세포 등 여러 종류의 세포들로 구성되어 있다. 이 세포들은 각각 고유한 기능을 가지고 있으며 단독 또는 연합으로 상호도움을 주며 작용한다. 이 중 T 임파구가 전체 면역체계를 관장하고 조절하는 사령관이다. T 세포는 면역에 대한 모든 정보를 취합, 기억하고 면역세포들에 정보를 전달함으로써 면역기능을 조절하는 역할을 한다. 면역세포 간의 의사소통과 정보전달을 위해 T 임파구는 면역전달인자(transfer factor)를 만들어 신호물질로 이용한다. 이 물질은 44개의 펩타이드로 이루어진 단백질 물질로 면역정보를 가진 '면역정보 호르몬'이다.

면역전달인자는 뉴욕대학의 감염학 의사이자 면역학자인 셔우드 로렌스(Sherwood Lawrence) 박사가 1949년에 결핵 치료에 대한 연구를 하던 중 처음 발견하였다. 그는 결핵 감염자의 백혈구에서 추출한 특이한 저분자물질을 비감염자에게 주사해 주면 감염자의 면역반응이 비감염자에게 전이되는 것을 발견했다. 그는 이 놀라운 작은 분자물질을 '트랜스퍼 팩터(면역전달인자)'라고 명명하고 처음으로 논문을 발표하였다. '트랜스퍼 팩터'의 놀라운 점은 이 인자를 통해 면역기능이 다른 개체에게 전달될 수 있다는 것이다. 이 물질의 발견은 면역학적인 관점이나 의학계에 있어 가장 놀랍고 획기적인 사건이다. 현재 의료계의 흐름이나 건강에 대한 관점이 '면역'에 집중되고 있는 것만 보아도 알 수 있다.

면역전달인자는 로렌스 박사가 사람의 혈액에서 처음 추출해 주사제로 만들어졌다. 제한적인 양과 추출에 어려움이 많아 가격이 비싸서 상용화되지는 못하였다. 그러나 수많은 의사와 과학자들에 의해 활발한 임상실험과 치료에 사용되었고 수천 건의 연구논문이 발표되었다.

면역전달인자는 사람의 혈액뿐만 아니라 모유를 통해 갓난아기에게도 전달되는 것을 알게 되었다. 더욱 놀라운 것은 모든 포유류 동물의 초유와 달걀의 난황에서도 자기 새끼의 건강한 면역력을 위해 면역전달인자를 전달해 주는 것을 발견했다. 이후 과학기술의 발달로 소의 초유와 달걀의 난황에서 면역전달인자를 대량으로 추출, 생산이 가능하게 되었다. 즉, 주사제에서 경구용으로 대량생산이 가능해져 일반인들도 쉽게 경구용으로 사용할 수 있게 된 것이다. 현재 면역전달인자(트랜스퍼 팩터)는 코셔(Kosher) 인증을 받아 남녀노소 모든 연령의 사람들이 안심하고 먹을 수 있는 안전하고 청결한 제품이다.

트랜스퍼 팩터의 효능

면역전달인자 즉 트랜스퍼 팩터는 PDR(Physician's Desk Reference)에 2002년 이래 계속해서 등재되어 오고 있다. PDR은 미국에서 60년 이상 매년 발간된 의사 처방 약품 및 관련 제품들의 정보를 수록하고 있는 의사 처방 참고 서적이다. 트랜스퍼 팩터는 PDR에 따르면 주사제에 비해 효과가 같고, 10년 이상 장기 복용 후에도 단 한 건의 부작용도 없었다. 또한 종의 구분이 없어 어떤 특정 생물학적 종에 대해서만 한정된 것이 아닌 어떤 종에서든 기능을 하는 놀라운 물질로 밝혀졌다.

면역은 적절히 균형을 이루어야 건강한 최적의 몸 상태를 유지할 수 있다. 면역력을 무조건 올리는 것만이 능사가 아니다. 면역이 너무 항진되어도, 너무 감소되어도, IQ가 떨어져도 많은 문제가 생기고 질병에 노출된다. 따라서 똑똑한 면역 시스템이 필요하다. 면역전달인자는 항진된 면역은 내려주고, 떨어진 면역은 올려주며, IQ가 떨어진 면역은 교육하고 훈련시켜 똑똑하게 만들어 주는 놀라운 면역물질이다.

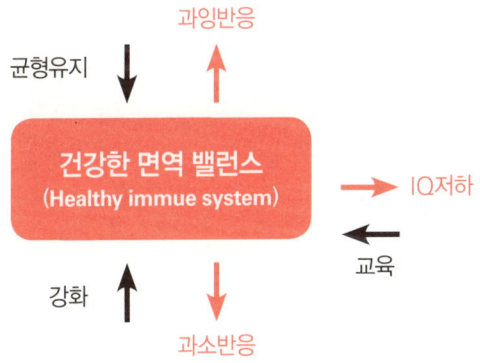

면역전달인자(TF)는 면역시스템을 교육하고, 강화하며, 균형적으로 작용하도록 돕는 정보물질이다.

트랜스퍼 팩터는 외부 감염체가 들어오면 즉각 식별하도록 도와주고 (인식기능), 침입자가 식별된 후에 더 효율적으로 반응하도록 면역체계를 돕고(반응기능), 면역체계가 마주치는 모든 침입자의 특정구조를 기억하는 것을 도와 다음에 더 빠르고 강력하게, 더 효율적으로 대처하도록 정확히 알게 해 준다(기억기능).

트랜스퍼 팩터가 직접 질병이나 염증을 치료하는 것은 아니다. 면역전달인자는 헝클어지고 무너진 면역 시스템을 일깨우고 교육시켜 면역시스템의 관리체계를 효율적으로 회복시킴으로써 면역세포들이 가장 효율적으로 최적화된 기능을 수행하도록 한다.

트랜스퍼 팩터는 비타민도, 미네랄도, 약초도, 과일이나 채소에서 추출한 성분도 아닌 새로운 물질이다. 인체 내 면역시스템의 면역세포에서 발견한 신개념 면역물질로 면역정보를 전달해 주는 미립자다. 면역에 도움을 주는 단순한 물질이 아닌, 상상할 수 없을 정도로 방대한 면역정보를 가지고 있는 면역세포에서 유래한 '면역정보 물질'일 뿐만 아니라 다른 개체로의 면역을 전달할 수 있는 '면역전달 물질'이기도 하다.

행복한 만남

이예순(가명, 여, 41세) 수기
- 4주 만에 12kg 감량(71kg → 59kg)
- 4개월 만에 18kg 감량(71kg → 53kg)
- 88 사이즈 → 55 사이즈
- 3년째 유지

몸이 무거워지면서 조금씩 건강도 안 좋아지고 우울증도 찾아왔습니다. 남편과 자녀 뒷바라지하느라 저 자신에게는 그리 신경 쓰지 못하고 살았습니다. 어느 날 차를 타고 가던 중 딸아이가 "엄마 배는 항상 만삭이라 보기 싫어! 다른 엄마들처럼 몸매에 신경 좀 쓰면 좋겠어"라고 말을 하는 것이었습니다. 거울에 비친 저의 모습이 한심하고 처량해 보였습니다. 딸의 말에 충격을 받고 찾은 것이 면역 다이어트였습니다. 면역 디톡스를 처음 시작할 때는 내가 과연 성공할 수 있을지 걱정도 많이 되었지만 건강하게 감량에 성공하여 너무 행복합니다. 4주 만에 12kg 감량, 4개월 만에 18kg을 감량해서 71kg이던 몸이 53kg으로 변했습니다.
이제 건강도 좋아지고 자신감도 회복했습니다. "살을 빼면 인생이 달라진다"는 말을 요즘 실감하며 살고 있습니다. 단골 옷집 사장님이 깜짝 놀라시며 저를 위해 멋진 옷을 가져다 놓고 권했을 때와, 남편이 예쁜 옷을 사준다며 쇼핑 가자고 했을 때 얼마나 기쁘고 행복했는지 모릅니다. 저는 그동안 88 사이즈 옷을 입고 지냈는데 55 사이즈가 되었으니까요. 면역 다이어트 코치가 되어 저 같은 사람에게 행복을 전달하느라 바쁘지만 마냥 즐겁고 행복합니다. 세상을 살면서 수많은 만남을 가지게 되지만 면역 다이어트를 만난 것은 제 인생에서 아주 특별하고 행복한 만남입니다.

성공하는 다이어트,
IDA에는 성공전략이 있다

건강까지 챙기는
면역 다이어트

다이어트는 왜 해야 할까? 단순히 살을 빼기만 하면 다이어트는 성공한 것일까? 시중에 난무하는 기존의 다이어트들은 빠르고 쉽게 체중을 감소시킬지 중점을 두는 것들이 많다. 그러다 보니 부작용으로 고생하거나 건강을 해치는 경우도 많다. 게다가 요요는 필수적으로 오게 되어 있다. 다이어트는 날씬한 몸매를 위해서 하는 것으로만 생각하는 사람들이 많다. 그러나 다이어트는 건강한 몸과 행복한 삶을 위해 필요하다. 단순히 더 아름다워지기 위한 다이어트를 넘어 더 건강한 다이어트를 해야 한다. 살을 빼서 날씬한 몸매를 가졌다 한들 건강이 나빠졌다면 그것은 제대로 된 다이어트라 할 수 없다. 아름다움과 건강을 동시에 챙기는 다이어트를 해야 한다. 그런데 내 의지와 노력만으로는 부족하다.

다이어트에 관한 올바른 정보를 얻어야 하고, 제대로 된 길라잡이를 만나야 하며, 열심히 노력하고 실천해야 한다. 그래야 건강하고 날씬한 몸으로 바뀌는 성공적인 다이어트가 가능하다.

면역 다이어트는 단순히 체중을 감소시키기 위한 다이어트가 아니다. 건강하기 위한 다이어트다. 해독, 신진대사, 호르몬과 면역 등 생리적 기능 전반을 고려하는 건강한 다이어트다. 면역 다이어트를 통해 수많은 사람이 불편한 증상이나 질병에서 자유로워지고 체중 감소도 덤으로 얻는 행복을 만끽하는 것을 보아 왔다.

빠르고 쉬워 누구나 할 수 있다

다이어트는 체중이 많이 나가는 사람만이 필요한 것은 아니다. 말랐어도 체지방이 많거나 건강하지 못한 사람도 다이어트가 필요하다. 특히 복부비만과 함께 각종 대사성 질환, 만성염증성 질환, 퇴행성 질환, 또는 면역성 질환을 가지고 있는 사람은 우선적으로 해야만 하는 대상자다. 기대수명의 증가로 노년에서도 건강하고 행복한 삶을 위해 다이어트가 필요한 사람들이 많아졌다.

면역 다이어트는 부작용 없이 안전하기 때문에 소아를 비롯해 노년에 이르기까지 모든 연령대가 할 수 있다. 실제 10대 초반부터 80대까지도 면역 다이어트를 통해 건강한 삶을 찾는 경우를 많이 경험했다. 면역 다이어트는 개인의 상황과 몸 상태에 따라 맞춤 프로그램을 통해 빠른 효과를 얻을 수 있고 누구나 쉽고 편하게 할 수 있다.

  일반적으로 1단계인 2주 정도면 평균 7% 정도 감량이 가능하고 경우에 따라서는 10% 정도까지도 감량이 가능하다. 혹자는 너무 짧은 기간에 무리한 감량이라고 걱정할지도 모르겠다. 짧은 시간에 급격하게 감량을 하는 것은 부작용과 건강에 문제를 일으키기 쉽고, 요요가 쉽게 올 것이라고 생각할지도 모르겠다. 그러나 수많은 사람을 코치하고 경험한 바로는 놀라울 만큼 안전하고 요요가 적다는 것이다. 면역 다이어트를 체험한 많은 사람은 체중 감량보다 그동안 자신을 괴롭히고 옭아매 왔던 건강상의 문제에서 자유로워진 것이 더 행복하다고 한다. 충분한 영양공급과 해독, 호르몬 밸런스와 신진대사 향상은 물론이고 면역 시스템을 최대한 정상회시켜 비민 바이러스와 만성염증을 해결하는 제3세대 면역 다이어트이기 때문에 가능한 일이다. 부작용 없고 요요 없는 생애 마지막 다이어트, 면역 다이어트가 바로 그 답이다.

  추가적인 감량이 필요한 경우는 자신의 감량 목표와 형편에 따라 프로그램을 반복하면 된다. 서두르거나 조급해할 필요도 없다. 각자 상황과 형편과 목표가 다르니 자신에 맞게 프로그램대로 반복하다 보면 충분한 추가 감량과 건강하고 새로운 몸으로 재탄생하는 놀라운 경험을 하게 된다.

IDA엔
성공전략이 있다

■ **균형 잡힌 충분한 영양공급으로 배고프지 않고 부작용이 없다**

면역 다이어트 프로그램은 평소 부족했던 미량영양소를 충분히 공급하기 때문에 세포가 굶주리지 않아 신진대사를 원활히 한다. 균형 잡힌 영양소가 충분히 공급되니 부작용이 없고 건강이 좋아진다. 또한 독소와 노폐물이 빠져나간 자리에 좋은 영양소를 채워 체지방을 태우는 데 불쏘시개 역할을 한다. 불쏘시개에 불이 잘 붙어야 비로소 장작(지방)을 태울 수 있다. 양질의 단백질도 충분히 공급되어 근육량 감소를 최소화함은 물론 근육량을 유지하고 증가시킨다. 기초대사량이 늘어나 요요 없는 탄탄한 몸을 만드는 데 좋다.

■ **충분한 해독으로 건강회복과 체지방 분해를 촉진한다**

면역 다이어트는 혈관 해독, 간 해독, 장 해독을 통해 온몸 구석구석에 쌓인 독소와 노폐물을 대청소하고, 지방에도 엉켜 있는 독소를 해결해서 체지방이 쉽게 타도록 한다. 독소와 노폐물의 침착으로 떨어진 인체의 전반적인 대사기능을 빠르게 회복하여 건강한 상태로 되돌린다. 면역 다이어트는 '비움과 채움의 과학'이다. 독소와 노폐물, 체지방은 비우고, 대신 미량영양소와 단백질, 면역 정보를 채워 몸을 새롭게 변화시킨다.

■ **면역증진 및 균형으로 자연치유력을 높임**

트랜스퍼 팩터(면역전달인자)는 무너진 면역 밸런스를 회복해서 자연치유력을 최대한 높인다. 비만의 숨겨진 요인 중 하나인 만성염증과 비만 바이러스를 해결하여 건강이 회복됨은 물론 요요가 오는 것을 막는다. 해독으로도 부족한 2%를 트랜스퍼 팩터를 통해 완성하는 내 생애 최고의 다이어트다.

■ **에너지를 충전해 줘 지치거나 힘들지 않다**

다이어트 하는 동안 지치고 힘들어 포기하는 경우가 많다. 면역 다이어트는 에너지를 올려주고 지치지 않게 해 주고, 신진대사를 활성화시켜 체지방 분해를 도와 빠른 감량에 도움을 준다.

■ **의학적이고 생리적인 프로그램으로 호르몬 균형을 회복시킨다**

사람마다 건강상태도 다르고, 몸 상태도 다르고, 감량 목표치도 다르고, 처한 환경과 상황이 다 다르다. 일률적이고 고정화된 프로그램과 방법은 한계가 많다. 개인에 따라 맞춤형 프로그램과 밀착관리는 성공적 다이어트를 위해 필수다. 면역 다이어트는 의학적이고 과학적인 프로그램과 생리적인 현상에 근거한 방법으로 개인의 다양성과 욕구를 충분히 수용하여 성공으로 이끈다. 청소년 비만, 산후 비만, 폐경여성 비만, 노인 비만, 연령별 특성에 따른 상황까지도 고려하여 최적화된 다이어트다.

■ **IDA(면역 다이어트 아카데미)를 통해 즐겁게 할 수 있다**

전국에서 성황리에 진행되고 있는 '면역 다이어트 아카데미(IDA)'에 참여하면 많은 도움을 받을 수 있고 즐겁게 다이어트를 할 수 있다. 다이어트 전문 코치의 밀착 코치와 도움을 받을 수 있고, 함께하는 팀원들의 응원과 격려를 받을 수 있다. 또한 생생한 체험담을 공유하며, 다이어트에 관한 다양한 지식과 정보를 얻을 수 있으며, 약간의 경쟁과 도전 의식이 생겨 누구나 포기하지 않고 끝까지 성공적인 다이어트가 가능하다. 그리고 다양하고 좋은 프로그램으로 게임과 운동이 곁들어지기 때문에 즐겁고 편안하게 다이어트를 할 수 있다. 다이어트, 더 이상 혼자서 외롭고 힘들게 할 필요 없다. 면역 다이어트 아카데미(IDA)에 참여하면 즐겁고 행복하게 성공적으로 다이어트를 할 수 있다.

■ **평생 지녀야 할 건강하고 올바른 식생활 습관을 기른다**

다이어트는 단기 육상경기가 아니라 마라톤과 같은 장기 레이스에 가깝다. 목표 체중으로 감량에 성공했다고 끝이 아니다. 빼는 것보다 유지하는 것이 더 어렵다는 것은 모두 잘 아는 사실이다. 면역 다이어트를 하면 부작용 없이 건강하게 살을 뺄 수 있고 요요가 없다. 면역 다이어트 프로그램을 통해 지금까지 잘못된 식습관과 생활습관에서 벗어나 평생 가져야 할 건강하고 올바른 식생활 습관을 습관화하고 생활화하는 훈련을 받기 때문이다.

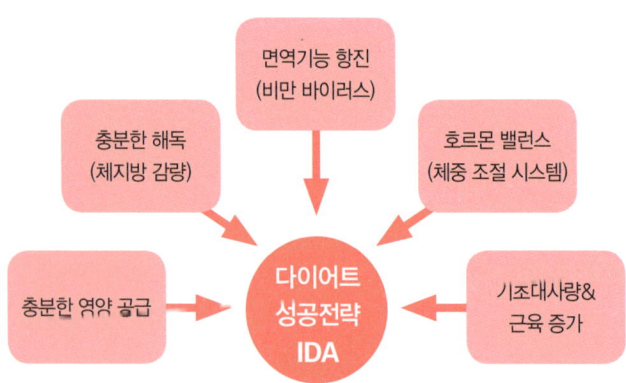

도전하는 삶은 아름답다

이진혁(가명, 남, 40세) 수기
- 1주 만에 9kg, 4주 만에 18kg,
- 6개월 만에 60kg(체지방 48kg) 감량하여 141kg → 81kg
- 허리 44인치 → 34인치
- 3년째 유지

어렸을 적부터 말라 본 적이 없는 우량아였던 저는 내성적이고 소극적인 성격 탓에 어디서도 잘 나서거나 섞이지 못하였습니다. 스트레스를 음식으로 풀다 보니 남는 것이라곤 각종 지병과 141kg이나 되는 거대해진 몸이었습니다. 언제 죽어도 상관없다고 생각할 정도로 무기력하고 부정적인 사람으로 변해 갔습니다. 이런 제가 안타까웠는지 어느 날 큰누님께서 "너의 평생 생일 선물이다"라며 IDA(면역 다이어트 아카데미)에 등록시켜 주셨습니다. 이렇게 저의 큰 숙제이자 새로운 도전은 시작되었습니다. 건강을 위해서도 이제까지와는 다른 삶을 살아 보자는 다짐을 하며 이왕 살을 뺄 거라면 1위를 해 보아야겠다고 생각했습니다.

코치님의 세심한 코치와 많은 사람의 격려를 받으며 열심히 프로그램대로 따라 했습니다. 6개월 만에 총 60kg을 감량(체지방 48kg 감량)하였습니다. 건강한 감량에 성공하면서 전국 1위에도 오를 수 있었고, 전국 순위자들과 멋진 화보도 찍으며 잊지 못할 추억을 만들기도 했습니다. 한편으로 도전을 성공적으로 마친 제가 대견기도 했습니다. 성심껏 도와주신 코치님께 감사한 마음입니다. 엄청나게 많은 체중을 감량했음에도 불구하고 부작용 없이 건강이 더 좋아지고, 2년 넘게 요요 없이 잘 유지되는 면역 다이어트가 신기하고 놀랍습니다.

누군가 인생은 '살을 빼기 전과 뺀 후로 나뉜다'고 했습니다. 저에게 면역 다이어트는 새로운 인생을 살도록 해 준 고맙고 좋은 평생 친구입니다. 이 놀라운 경험은 '면역의 힘'을 체험하는 좋은 기회가 되었고, 소극적이고 부정적인 사람에서 적극적이고 긍정적인 사람으로 변하는 계기가 되었습니다. 그동안 잊고 있었던 큰 꿈과 목표를 향해 오늘도 열심히 달려갑니다.

다이어트,
그 이상의 가치

행복한 세상으로의 초대

　제3세대 면역 다이어트(Immuno-Diet)는 '세상에서 가장 안전하고 빠르며, 요요가 없는 건강한 다이어트'다. 나와 가족이 실제 체험하고, 수많은 사람을 도와드리면서 경험했으므로 자신 있게 말할 수 있다. 면역 다이어트를 만나면 인생이 바뀐다. 그것은 선택하고 도전하는 자만이 누릴 수 있는 특권이다. 수천만 원 이상의 돈을 들여 각종 주사요법이나 지방흡입을 하고 전신성형을 한다 해도 면역 다이어트 결과를 따라올 수 없다. 면역 다이어트는 세상에서 가장 안전하고 확실한 전신성형이고, 최고의 자연성형이다. 거기다 건강까지 좋아지고 피부까지 맑아져 건강한 피부미인까지 될 수 있으니 더할 나위 없다.

　면역 다이어트는 '다이어트, 그 이상의 가치'를 사람들에게 선물한다.

내 몸이 바뀌면 세상이 달라진다. 외모에 자신감이 생기니 삶에 활력이 생긴다. 그동안 땅에 떨어진 자신감과 구겨진 자존감이 다시 살아난다. 심한 우울증과 대인기피증까지 있었던 사람들이 면역 다이어트를 통해 성공적인 다이어트를 한 후 하는 말들이 있다. '새로 태어난 느낌이다', '세상이 이렇게 아름답다는 것을 다시 한 번 절실히 느끼게 되었다', '너무 행복하다'는 말을 수도 없이 들었다. 면역 다이어트는 개인의 몸과 마음을 변화시킬 뿐만 아니라 삶까지도 변화시킨다.

  몸이 변하면 꿈도 생긴다. 면역 다이어트를 통해 새롭게 태어난 후 잃어버린 꿈을 다시 펼치는 모습을 많이 보았다. 그동안 살이 쪄서, 건강하지 못해서, 자신감과 자존감을 잃어버려 하지 못했던 그 꿈들을 말이다. 면역 다이어트를 경험하고 놀라운 결과에 감동한 많은 사람이 전국에서 면역 다이어트 코치로 활동을 하고 있다. '면역 다이어트 코칭스쿨(IDA Coaching School)'에서 소정의 교육 이수 후 자신의 다이어트 경험과 전문성을 살려 도움이 필요한 주위 사람들에게 건강하고 아름다운 몸매와 행복을 전달하는 전도사로 동참하고 있다.

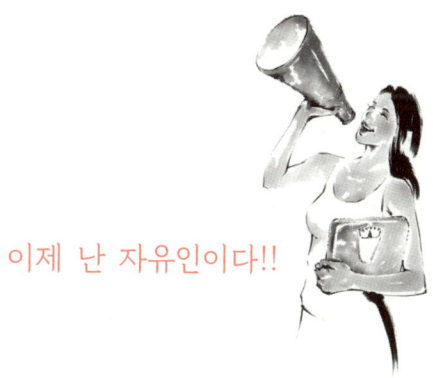

이제 난 자유인이다!!

미운 오리, 백조 되어 날다

서은주(가명. 여, 35세) 수기
- 3개월 만에(60kg → 46kg, 총 14kg 감량)
- 근육 3kg 증량
- 3년 6개월째 유지

가정적 어려움과 경제적 문제까지 겹쳐 깊은 수렁에 빠져 있었습니다. 희망이 보이지 않는 상황은 저를 극심한 스트레스와 무기력증에 빠져들게 했고, 체중은 늘어가고 몸은 망가지기 시작했습니다. 친정어머님의 권유로 탈출을 위해 시작한 면역 다이어트를 통해 천덕꾸러기 같은 오리에서 백조가 되어 더 멋진 꿈을 위해 높이 날아오를 수 있게 되었습니다. 60kg에서 3개월 만에 14kg을 감량하여 46kg으로 되었고 근육은 3kg이 늘어났습니다. 요요가 걱정이 되었지만 크게 문제가 되지 않았습니다. 감량 후 건강하고 올바른 식생활 습관을 지키려 노력하고, 부족하기 쉬운 영양소와 면역을 걷기식 통해 평소에 충분히 공급을 해 주니 3년 6개월 넘게 잘 유지하고 있습니다.

면역 다이어트를 통해 단순히 건강하고 날씬한 몸매를 찾은 것을 넘어 경제적 자유를 누릴 수 있게 되었습니다. 면역 다이어트는 탈출구 없는 저를 건져 주었을 뿐만 아니라 자존감을 찾게 해 준 너무도 고맙고 소중한 선물입니다. 이제 저는 면역 다이어트 코치로 전국을 다니며 강의도 하고 많은 사람들을 코치하느라 하루 24시간이 너무 짧기만 합니다. 그래도 저는 정말 행복하고 감사합니다. 예전의 저와 같이 탈출구 없는 사람들에게 건강과 아름다운 몸매와 경제적, 시간적 자유를 선사하는 최고의 인생 카운슬러가 될 것입니다.

면역 다이어트 프로그램 단계별 가이드

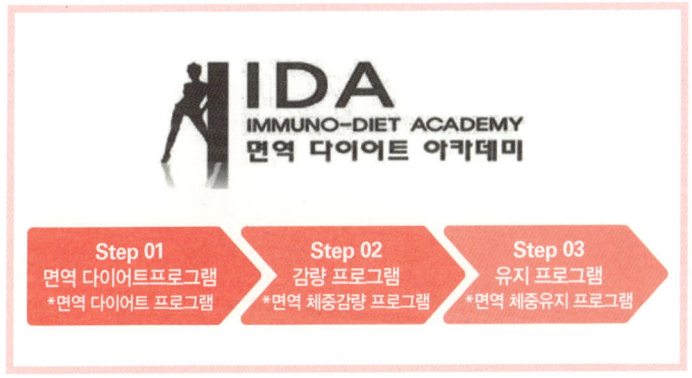

Step_1. 면역 다이어트 프로그램(첫 2주)

① 목표

탄수화물 섭취를 철저히 제한해 인슐린 호르몬과 렙틴 저항성을 빠르게 정상 수준으로 돌아오도록 하는 기간이다. 부족한 영양소 공급과 해독을 통해 몸속 독소를 제거하여 몸의 기능을 정상화시키고 자연치유력을 극대화시키는 과정이다.

② **식이 관리**

영양제와 단백질 보충제를 하루 3번 식사대용으로 섭취한다. 만약 허기가 지면 식사로 녹황색 채소에 한해 충분히 섭취해도 된다. 비타민, 미네랄, 효소, 항산화제를 충분히 공급하여 해독과 대사가 활발히 이루어지도록 한다. 트랜스퍼 팩터를 섭취하여 면역력을 높여 만성염증과 비만 바이러스 제거하는 데 도움을 준다.

③ **수분 섭취**

물은 2,000mL 이상을 조금씩 수시로 마신다.

④ **운동**

스트레칭과 가볍게 30분 정도 걷기로 신체 활동량을 늘려나간다. 한 번에 30분 정도 걷기 어려우면 10분씩 3~4회로 나누어 걸어도 좋다. 틈나는 대로 많이 움직이고 걷는 것이 좋다.

⑤ **기타**

저녁식사는 잠자기 최소 3시간 전에는 마치고, 다음 날 아침식사 때까지 12시간 공복 상태를 유지한다. 하루 7시간 이상의 충분한 수면을 취하도록 한다.

Step_2. 면역 체중감량 프로그램

■ 3~4주
① 목표
해독과 면역력을 높여 체중 조절 시스템을 정상화시키고, 상향 설정된 체중 조절점 낮추는 시기다.

② 식이 관리
아침식사를 거르지 않고 꼭 챙겨 먹는 것은 평생 지녀야 할 중요한 습관이다. 영양제와 단백질 보충제를 하루 3번 섭취한다. 식사는 '추천 먹거리'(아래 먹거리표 참조)만 먹도록 한다. 점심과 저녁 사이는 시간 간격이 길어 오후 4시 전후에 간식을 챙겨 먹는 것이 허기로 인한 폭식과 과식을 피하는 데 도움이 된다. 간식은 삶은 달걀이나 한 줌 이내의 견과류, 채소 샐러드, 또는 단백질 셰이크를 먹는 것이 좋다.

이 기간에는 '피할 먹거리', '제한 먹거리', '조절 먹거리'(아래 먹거리표 참조)는 반드시 멀리해야 한다. 정백당이나 액상과당 같은 설탕류 음식과 트랜스 지방이 함유된 '피할 먹거리'는 미각을 만족시키고 즐거움을 주지만 체중 조절 시스템을 망가트리는 일등공신이다. 한번 그 맛에 길들면 자신도 모르게 중독되어 좀처럼 끊기 힘든 존재다. 현미 잡곡밥은 1/2공기 이내, 과일은 2가지 이상은 피하고 하루 한 주먹(1~2개) 이내로 제한하는 것이 좋다.

③ 수분 섭취

물은 2,000mL 이상을 조금씩 수시로 마신다.

④ 운동

운동은 적응이 되면 점차 강도와 양을 조금씩 늘려가면 된다. 생활 속 틈새 운동을 실천해 나간다.

⑤ 기타

저녁식사는 잠자기 전 최소 3시간 전에는 마치고, 다음날 아침식사 때까지 12시간 공복 상태를 유지한다. 하루 7시간 이상의 충분한 수면을 취하도록 한다.

만약 추가 감량을 하고 싶을 때는 처음으로 돌아가 본인의 상황에 맞게 프로그램을 반복해서 추가 감량을 해나간다.

■ 5~8주

① 목표

기초대사량을 높이고, 체지방의 추가 감량을 증진하는 시기다.

② 식이 관리

영양제와 단백질 보충제는 계속 섭취한다. '추천 먹거리'는 충분히 먹어도 된다. '조절 먹거리'는 먹어도 되지만 양은 제한해야 한다. 이 기간에도 '제한 먹거리'와 '피할 먹거리'는 멀리해야 한다. 신체 활동량이 늘어나는 만큼 탄수화물 섭취는 조금 늘려도 된다. 탄수화물이라도 채소나 통곡류 같은 당지수가 낮고, 에너지 밀도가 낮은 '좋은 탄수화물'을 골라 먹는 것이 좋다.

③ 수분 섭취

물은 2,000mL 이상을 조금씩 수시로 마신다.

④ 운동

생활 속 틈새 운동을 실천해 나간다. 지방을 잘 태우는 체질로 바꾸기 위해서 유산소 운동과 더불어 근력운동을 병행하는 것이 좋다. 꼭 기구를 이용한 근력운동이 아니라도 자신의 체중을 이용한 근력운동을 해서 근육을 키우는 것도 좋다. 할 수만 있다면 고강도 인터벌 운동을 하는 것도 좋다.

⑤ 기타

저녁식사는 잠자기 전 최소 3시간 전에는 마치고, 다음날 아침식사 때까지 12시간 공복 상태를 유지한다. 하루 7시간 이상의 충분한 수면을 취하도록 한다.

Step_3. 면역 체중유지 프로그램(9~12주)

① 목표

내려간 체중 조절점을 안정적으로 다지는 시기다. 목표 체중 도달 시엔 건강한 식생활 습관 유지로 감량 체중을 계속 유지해 나간다. 만약 목표 체중에 도달 못 할 경우 처음으로 돌아가 본인의 상황에 맞게 프로그램을 반복해서 추가 감량을 해나간다.

② 식이 관리

가능한 '추천 먹거리'와 '조절 먹거리' 위주로 식단을 구성하는 것이 좋다. '제한 먹거리' 중 흰 쌀밥은 반 공기, 전분성 음식은 한 주먹 이내로 제한해 먹어도 된다. 이 기간에도 '피할 먹거리'는 피하는 것이 좋다. 피로감이 느껴진다거나 필요할 경우 그동안 잘해 왔던 자신에게 보상도 하고, 먹고 싶은 스트레스를 해소할 겸 '다이어트 휴식기'를 정해 일주일에 한 끼 정도는 '제한 먹거리'를 먹어도 된다.

③ 수분 섭취

물은 2,000mL 이상을 조금씩 수시로 마신다.

④ 운동

생활 속 틈새 운동을 실천해 나간다. 틈나는 대로 많이 움직이고 걷는 것이 좋다.

⑤ **기타**

저녁식사는 잠자리 들기 전 최소 3시간 전에는 마치고, 다음 날 아침 식사 때까지 12시간 공복 상태를 유지한다. 하루 7시간 이상의 충분한 수면을 취하도록 한다. 12주 이후에는 감량한 체중을 평생 유지하기 위해 건강하고 올바른 식생활 습관과 운동을 생활화한다.

■ 다이어트 기간 중 알아야 할 먹거리 분류

추천 먹거리	조절 먹거리	제한 먹거리	피할 먹거리
충분히 먹어도 되는 건강에 좋은 음식	건강에는 좋지만 정해진 양만 먹어야 되는 음식	다이어트 중 가능한 한 제한해야 하는 음식: 당지수가 높은 음식, 포화 지방 음식, 술	피해야 할 건강에 좋지 않은 음식
* 채소 버섯류 녹황색 채소류(아스파라거스, 브로콜리, 파프리카, 시금치, 양배추, 양상추, 오이, 당근, 콜라비, 양파, 토마토, 고추, 마늘) *** 생선 및 해조류** 생선살: 내장과 알은 제외(연어, 참치, 고등어, 대구, 생태, 복어) 해산물(오징어, 문어, 낙지, 굴, 조개, 소라, 전복, 관자, 게, 새우, 랍스터) 해조류(김, 미역, 다시마, 파래, 톳, 청각, 우뭇가사리) *** 육류 살코기** 지방 제거한 소고기 지방 제거한 돼지고기 껍질 제거한 닭고기 *** 달걀** 흰자 위주	*** 곡류** 현미, 잡곡 *** 콩류** 콩, 두부, 된장, 청국장 *** 견과류** 아몬드, 호두, 잣, 해바라기, 땅콩 *** 과일** 과일주스 제외 *** 우유 및 유제품** 저지방·무지방 우유, 두유, 요거트, 치즈, 버터 *** 좋은 기름** 올리브 오일, 코코넛 오일, 들기름, 아마씨유, 포도씨유 *** 전분성 음식** 고구마, 감자, 옥수수, 단호박	*** 흰 쌀 음식** 흰쌀밥, 떡, 죽 *** 흰 밀가루 음식** 빵, 케이크, 면류(국수, 우동, 짜장면, 짬뽕 파스타) *** 전분성 음식** 감자, 고구마, 옥수수, 시리얼 *** 술** *** 포화 지방 음식** 삼겹살, 우삼겹, 차돌박이, 갈비	*** 설탕류 (액상과당/정백당)** 탄산음료, 과일주스, 커피믹스, 자판기 커피, 사탕, 아이스크림, 통조림 음식, 밀크초콜릿, 액상과당이 들어간 드레싱 *** 트랜스 지방 식품** 과자, 쿠키, 스낵, 냉동피자, 도넛, 팝콘, 감자튀김, 라면, 튀김류 *** 가공식품** 소시지, 햄, 스팸, 베이컨, 런천미트, 냉동식품